故障的大腦

路易氏體失智症患者的世界

樋口直美

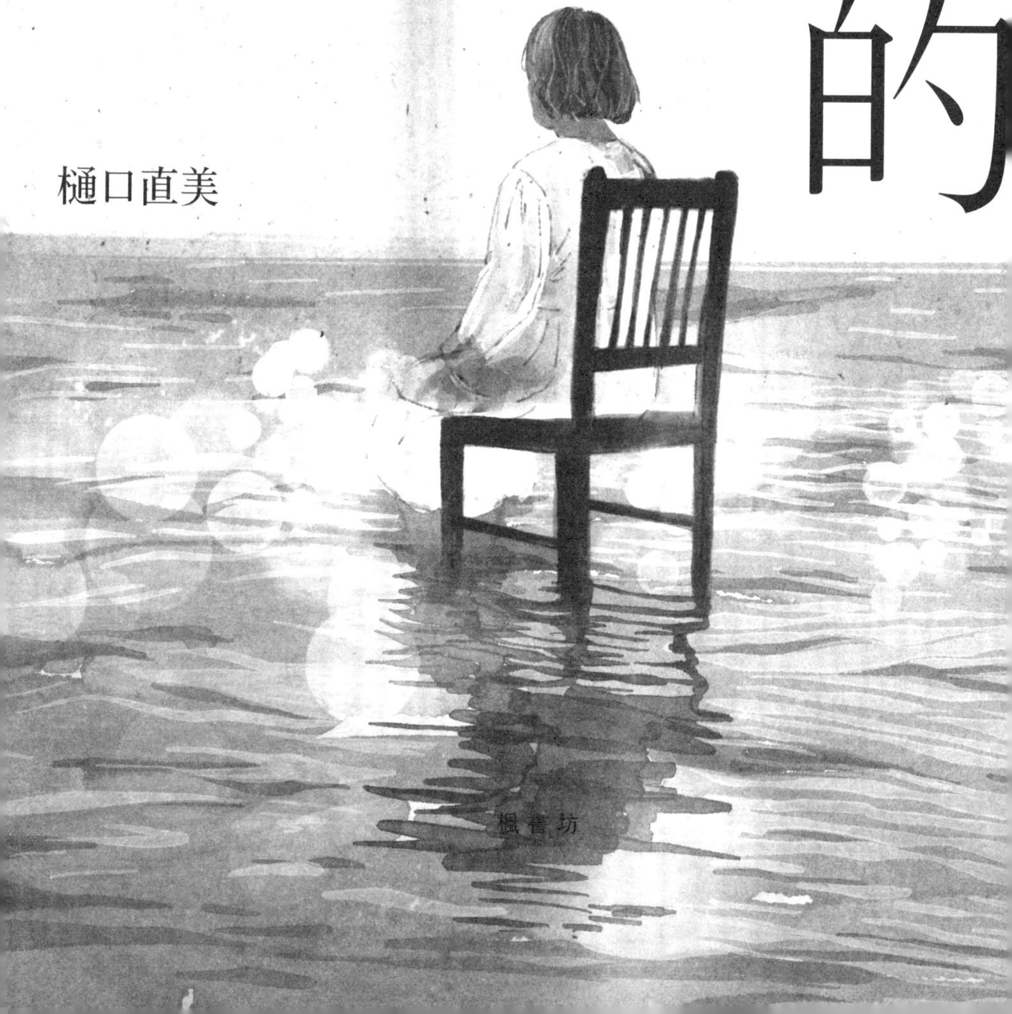

楓書坊

前言

我曾與一位倒在路上的白髮女士聊了好幾個小時。

我原本想幫她叫救護車，她只是跟我說：「不要緊的，我只是跌倒了。」詢問她要去哪裡還有住家地址時，她的回答卻帶著遲疑與不肯定。

「應該是在附近……是哪裡呢……應該就在附近啊……」

一位年輕女性恰好路過，她和我一起扶起這位女士，並立刻打電話報警。

一名警察帶著疑惑的表情趕來，經過一番聯繫後，終於找到她的家人。看來，這位女士以前也受過警方的協助。

我留下來陪她等待家人來接她，我們並肩坐在路邊，慢慢地聊了很久。

這位女士看起來很有學識，我請教她年輕時做過什麼工作，她說：

「我啊，以前當過東京奧運的口譯員喔。」
她自豪地向我侃侃而談當時（一九六四年）的情景。

她說，自己最近經常迷路，還發生了許多奇怪的事。
「我覺得……我好像變笨了……」
她語氣平淡地說著女兒帶她去醫院檢查的事情。
「那……醫生診斷出是什麼原因了嗎？」
她只是嘴角微微上揚，那張側臉深深地刺痛了我的心。
「那時……您是什麼感受呢？」
我明知道不該問，卻還是忍不住脫口而出。
因為，當我看著她的側臉時，我好像看見了曾經的自己。
她看著我的眼睛，說：
「等到有一天你跟我一樣得到同樣的病時，你就會明白的。」

我還沒來得及告訴她，其實我跟她都是同一個世界的人，也曾深陷在黑暗之中。
五十歲時，醫生診斷我得到路易氏體失智症（路易氏體疾病之一）。

然而，當我以患者身份進行觀察時，卻發現這種病或「失智症」的症狀和一般書籍及網路上的描述有很大差異（我現在認為那與大腦的疾病和障礙有關，而且可能已經持續很長時間了）。我將自己的觀察寫成日記，出版了《我的大腦發生了什麼事（私の脳で起こったこと，暫譯）》（Bookman出版，二〇一五年），並且打開前所未見的世界。

我在快六十歲時被診斷出得到路易氏體失智症，那時的我完全無法想像五年後的自己會是什麼樣子。《我的大腦發生了什麼事》原本是我打算在失去寫作能力之前，留給這社會的一封告別信。然而，情況出乎我的意料，時至今日的我仍然在提筆寫作（雖然這對於生病的腦袋來說是件相當辛苦的事）。

沒錯，現在的我已經熟練地掌握如何與經常出錯的大腦相處，熟悉並且懂得駕馭這副破爛的皮囊，透過不斷的嘗試及改進，克服種種困難，進化成與生病之前截然不同的「全新版本的我」，並持續地與病魔對抗。

這本《故障的大腦》是我將之前在醫學書院的網路雜誌《ＫＡＮＫＡＮ！》連載兩年半的同名專欄進行大幅增訂後出版的書籍。

我的症狀在這段期間也有所改變。不管是我的想法還是感受，都隨著時間的流逝而產生變化，因此書中有些內容已經與現在的我有所不同。

不過，現在的我仍然能從「那時的我」學到許多事。

在連載文章的期間，經常有一些高階腦功能障礙或發展障礙的患者告訴我：「你的症狀跟我很像。」而且，這種疾病也與思覺失調症等腦部疾病有些共通點。過去都是分開討論這些疾病與障礙，但它們其實都屬於「腦功能障礙」，所以不論是生病、意外還是老化導致，症狀相似本來就是正常的事。

我的腦功能障礙屬於「隱形的障礙」，這些困擾不易被他人察覺，更難以得到理解。即使我跟別人解釋，也很難讓對方明白我面對的困難。就連專治失智症的醫師也常常被我的症狀嚇到，驚呼：「我還是第一次聽到這種症狀。」

其實我也是在自己「無法完成某件事」時，才會意識到自己出現哪些障礙。每當遇到這種情況，我都會覺得很震驚，然後心想：「這到底是怎麼回事？」接著開始查資料，其實還是滿有趣的。我直到無法做到某件事時，才發現原來我們的大腦無時無刻都在無意識地工作，真的讓我既佩服又感動。

希望大家在看這本書時，能和我一起去體驗這種以不同的方式去認識世界的奇妙感受。

那麼，讓我們一同進入我的大腦世界吧！

故障的大腦　目次

III 在時間與空間中徘徊

VI 熬過「憂鬱症」的治療

路易氏體失智症在一九九六年得到命名並公布診斷標準（發現者是精神科醫生暨橫濱市立大學名譽教授小阪憲司，一九七六年首次發表病例）。研究報告指出，路易氏體失智症的患者人數僅次於阿茲海默症的患者人數，但由於路易氏體失智症的症狀因人而異，而且有些病患在早期並未出現明顯的記憶障礙，因此有不少的路易氏體失智症患者都被診斷為其他疾病。

一直以來，路易氏體失智症都被認為是「惡化快速、預後不佳」。不過，隨著早期發現的觀念普及，治療時也審慎評估藥物是否會引起過敏，以及採取適當的照護，近幾年來已有愈來愈多的患者能長期維持良好的健康狀態。

「路易氏體疾病」是疾病總稱，指的是因大腦和全身的神經細胞因路易氏體（主要為 α－突觸核蛋白等蛋白質的異常團塊）的沉澱而引發的各種疾病，也包括未出現失智症症狀的患者。

I

某天，世界突然變了

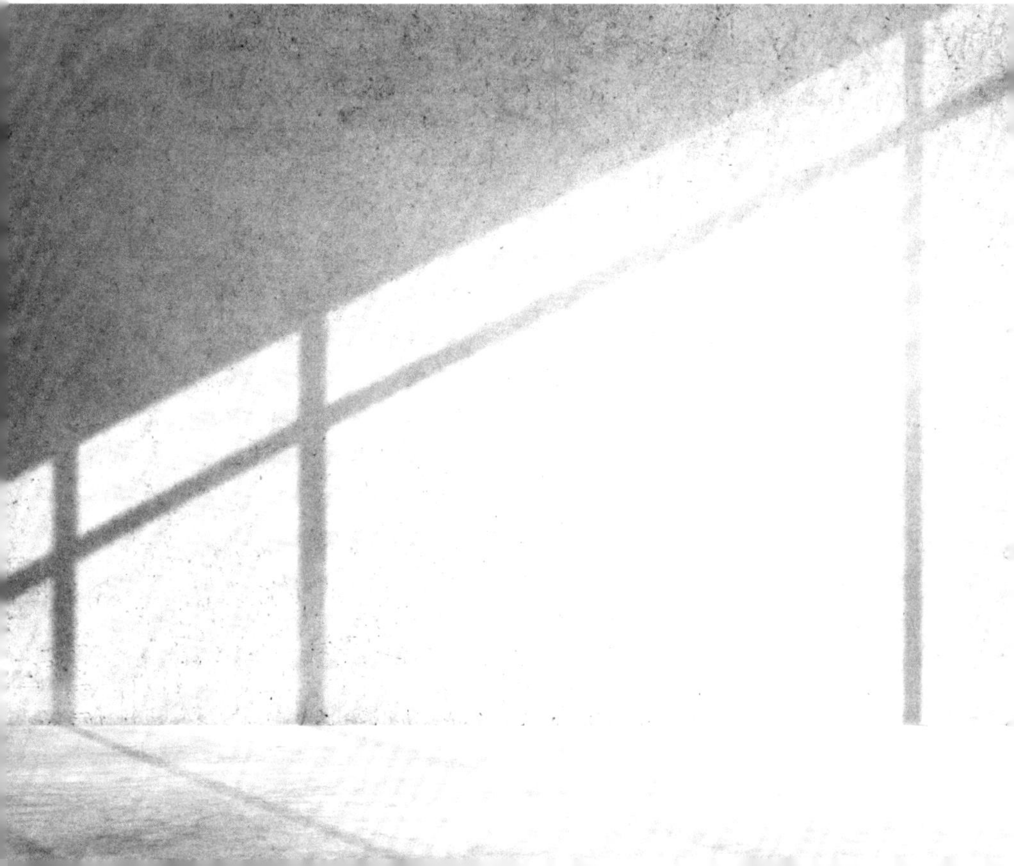

不復存在的那些香味

當我對別人說出「我聞不到味道」時，對方總是會顯得非常驚訝。然後，他們瞪大的雙眼隨即透露出一絲絲的哀傷。

每一次，我都會覺得他們的反應很好地表現出嗅覺障礙者的悲傷。嗅覺方面的障礙是旁人無法用肉眼察覺的，卻很容易讓人想像這是讓人多麼難受的一件事，我覺得算是一種滿容易讓人感同身受的障礙。

在我的嗅覺逐漸退化以後，我才意識到氣味與「幸福」這種情感有多麼密不可分。用現磨咖啡豆沖出的咖啡香、茶壺裡的紅茶散發出的馥郁茶香、打開電子鍋時撲鼻而來的飯香、從廚房飄出味噌湯的香味……

這些理所當然存在於日常生活中的各種氣味，都與幸福、安詳及溫暖緊密相連。然而，現在的我卻活在一個空氣中不存在味道的世界裡。

聞不到最愛的鰻魚香……

我第一次察覺到自己的嗅覺障礙，是在被診斷出路易氏體失智症的那一年。那時，我和家人一起去一座寺廟，那是一處著名的賞楓勝地。當我沉浸在楓葉美景帶來的感動，滿心歡喜地走在熱鬧的參道時，丈夫突然說：

「哇～這香味真的太誘人了啊！」

我疑惑地四處張望，看見鰻魚店的門口擺著烤爐，烤爐正烤著蒲燒鰻。我走近一看，炭火上的鰻魚流出鮮美的湯汁，湯汁的滴落則讓炭火滋滋作響。

那一刻，我才發現自己完全聞不到這令人垂涎三尺的香味。

那種感覺該怎麼形容才好呢……

就像散步的時候遇到平交道，我看到柵欄已經放下，於是停下腳步。

我面前的兩顆警示燈有節奏地閃爍著。然而，這時我突然意識到沒有警鈴聲！

在一片寂靜中，只有警示燈仍規律地閃爍著……

那一瞬間，我的世界改變了。

我猛然察覺到自己已經進入了一個與原本的世界截然不同的空間。

我知道阿茲海默症在早期的時候容易出現嗅覺減退的情況，通常是嗅覺退化之後才會開始出現記憶障礙。而這種嗅覺減退的情況，往往就是失智症的預兆（我後來才知道同屬路易氏體疾病的帕金森氏症、路易氏體失智症在早期階段出現嗅覺障礙的情況更常見）。

那時，讓我困擾的幻視情況已減少了，嚴重的身體不適也有所改善。那是我在被診斷出失智症以後，第一次對未來抱持希望。儘管相關的醫學書籍寫著「年輕型路易氏體失智症進展快速，預後不佳，壽命短暫」，但我心想自己會不會是例外……那時的我開始這麼期待，掙脫了糾纏已久的絕望，也漸漸找回往日的樂觀。

然而，那份沒有任何香氣，只發出滋滋作響聲及飄著裊裊炊煙的烤鰻魚，瞬間熄滅了我心中的光。偏偏是我最喜歡、充滿特別回憶的烤鰻魚……

「性格會改變」的殘酷事實

我知道自己不久便會失去記憶力，也會喪失判斷力。那我還會失去什麼？

現在回想起來，也許是因為那份衝擊以及壓力導致，我竟連味覺也消失了一陣子。什麼都覺得沒味道，也覺得口感不對，不管吃什麼都覺得難吃。

儘管如此，我仍是一名主婦，每天依舊要照常煮飯。我沒有把自己聞不到、吃不出味道的情況告訴丈夫還有當時還住在家裡的孩子。因為喪失嗅覺及味覺對我來說，是相當嚴重的打擊。

我不曉得為什麼，最讓我困擾的是每天都要煮給丈夫喝的味噌湯。味噌湯是他最喜歡的食物，我每天一定會煮給他喝。我還是可以像之前一樣憑著手感煮味噌湯，但我因為喪失味覺及嗅覺，所以沒辦法親自試味。我完全無法確認今天放的味噌份量夠不夠，也不曉得湯頭的味道夠不夠。

我不認為已經失去的嗅覺和味覺還能恢復。每天持續為丈夫及孩子做出自己根本不曉得是什麼味道的料理，真的讓我有一種喘不過氣的感覺。

現在回想起來，我當時就應該向家人坦承，也可以考慮叫外送等等，總會有辦法可以應付。

但是，當時的我精神狀態也不是很穩定，心裡只想著：「我可能已經不行了，我不知道該怎麼辦。」

有一天，我先生喝了一口味噌湯，然後隨口說了一句：「今天的湯不好喝。」我立刻對著他怒吼：「那你不會自己煮啊！」

那一次或許是我第一次對他莫名其妙地大吼，他也被我從未出現過的反應嚇到了。

但我知道自己並不是因為憤怒才這樣，只是因為太難過了。一直咬著牙硬撐的我，終於在那瞬間崩潰了。

後來，我在網路上有關年輕型失智症的說明中，看到了與我完全相同的情況。

那段文字是這麼說的：

「年輕型失智症的人連性格都會改變，容易發怒、突然無故大發脾氣。」

那篇文章中也寫出了失智症患者家屬的經驗分享，就連我對丈夫大吼的那句話都如出一轍。我才意識到一旦被貼上「失智症」的標籤後，無論自己說什麼、做什麼，別人都會歸咎為「失智症」的症狀。

不想聽到的那些話

我不太清楚是自己的嗅覺是突然喪失的，或者只是我沒有察覺到其實它早已在慢慢減退。現在回想起來，我好像是某一天突然聞不到慣用的芳香精油的味道。

我從四十多歲開始有睡眠障礙，斷斷續續地服用過安眠藥。但有一天我發現安眠藥突然沒用，只覺得腦袋一直很不舒服，所以後來完全停藥。儘管如此，我還是嘗試各種助眠方式，發現芳香精油的效果還不錯，便常常使用它。

然而，就在某一天，我卻沒聞到精油的香氣。但那時的我並不覺得自己有什麼異常，還以為只是精油變質才會失去香氣。剛好那時睡眠障礙的情況比較沒那麼嚴重，我也順其自然地未繼續使用芳香精油。

雖說我聞不出是什麼味道，但如果把鼻子湊近，我還是能辨別出那是醬油還是醋等等。不過，只要稍微離遠一點，我就無法分辨不出來。

之前跟朋友一起吃飯時，他說：「哇～香橙的味道好香啊～」我才知道自己正在吃的那道料理原來使用香橙調味。

「你聞不到味道的話，是不是也吃不出味道？」很多人都這樣問過我。

這是我不怎麼想聽到別人說的一句話。我心裡想著：「我還是吃得出來好吃的食物是真的好吃！」然而，當我開始思考自己的味覺還有多敏銳，跟以前的自己相比起來是……不禁讓我又想低下頭了。

料理是用鼻子完成的

我以前認為自己擁有相當敏感的味覺。我很喜歡烹飪，只要在餐廳吃到美味的料理，我就會嘗試在家裡重現它。我會根據味道去想像料理的食譜，推測餐廳使用了哪些調味料，提味的關鍵又是哪個食材或調味料等等。

然而，現在的我已經做不到這件事。我怎麼可能重現人家做的味道？我也不再喜歡烹飪，這件事已不再為我帶來任何喜悅與快樂。喪失嗅覺以後，我才明白料理是靠嗅覺完成的。

先將麻油倒入鍋中，用麻油爆香出蔥蒜的香氣，然後把肉丟進鍋子，空氣中瀰漫煎熟後的肉香味。最後放入調味料與食材混合，香氣撲鼻而來的那瞬間，就會給烹飪者帶來「完成了！太完美了！」的成就感、滿足感和幸福感……就算不試吃也不要緊，光憑那股香氣就能判斷出是一道美味的料理。

現在的我在下廚時聞不到任何氣味。若要判斷肉或魚是否熟透，我就會把肉或魚肉切成兩半，根據肉色來判斷，滷味也是一樣靠顏色來判斷。我以前喜歡用各種香草和香料煮湯，但現在也不做了，現在煮湯只用胡椒粉調味。

在聞不到味道的情況下，這些動作已經變得理所當然。畢竟人類對任何事情都是能夠適應的。只是，看著平底鍋裡的食物，偶爾還會想到以前煮這些料理時曾有過的那些香氣，內心湧上難以言喻的失落感。

葡萄酒香、花香，還有蘋果香！

不過，我最好還是別再去想這些事情。

因為，只要我不主動去想，我就比較不會意識到我的世界不存在的那些事物。

獨自一人時，我幾乎不會意識到自己喪失嗅覺。往往是聽到別人說：「哇，真香！」我才會注意到氣味是存在的。當我先生走進房間，聞到空氣中飄著朋友送的紅茶香氣時，他說了這句話。

那時，我才意識到不存在我的世界的香氣其實是真實存在的。我總會驚訝，然後感到一絲寂寞。因為，我無法一同感受幸福的感覺。

有一次我們全家人為了慶祝，一起去了平時不會去的餐廳，還奢侈地開了平時不會開的葡萄酒。服務員上菜時，家人們就會一起讚嘆地說：「哇～好香喔！」將葡萄酒倒入玻璃杯中時，他們也會說：「好酒的香氣果然不一樣啊。」根本聞不到味道的我只是靜靜地微笑著。

那時，我心想，原來只有自己聞不到味道是這麼孤獨的感覺啊。

那時的我跟現在不同，總是害怕病情會不會惡化。當我意識到自己出現嗅覺障礙時，也意味著我意識到病情在惡化這件事。

在家人最幸福的時刻，我卻覺得自己受到詛咒，總有一天會成為摧毀那份幸福的存在。

現在，我已經很習慣聞不到咖啡跟料理的味道了，可是不論過了多少年，我就是不能習慣自己聞不到花香。不管是在路旁發現瑞香花，還是看到金木犀或梅花，我總會有種受打擊的感覺，因為我完全聞不到這些花的香味。前年，我把鼻子湊近一點還是能聞到花香，但去年的我就算湊得再近還是聞不到，令我備受打擊。

好多人都會在社群媒體上分享他們拍的花，寫下他們聞到這些花香的幸福感受。那時，我第一次去想像聽見風景之美的視障者、閱讀出音樂之美的聽障者會有什麼樣的感受。

話雖如此，並不代表我會因此覺得受傷，或覺得心情受到影響。我只是會心想：「大家都感受到了我無法感受到的東西，一起分享著這份喜悅……」坦白說，我真的有點寂寞。
不過，寂寞就是一種擺脫不了的存在。
這種嗅覺障礙其實不是很規律，因為我偶爾還會突然聞到味道。
有一天，我收到一箱青森來的蘋果。打開箱子的瞬間，我聞到蘋果香氣。
我不禁大吃一驚。我忍不住想大聲喊：「是蘋果的味道！」
還有聞到味道的那一份喜悅。
「沒錯，蘋果就是這種味道！原來蘋果這麼香。聞得到味道是多麼幸福的事情啊……」
我的心中充滿了感動。

真的？還是假的？是真是假都無所謂！

之前，我有一陣子頻頻出現幻嗅的情況。那大概是在我意識到自己有嗅覺障礙的前後吧。
我會聞到強烈的惡臭，就像是腐爛的魚臭味之類。
有一次在電車上，我旁邊坐一位看起來是剛結束社團活動的國中男生。他身上的汗臭味非常強烈，我心想：「這孩子到底多久沒洗這件運動服了？」我想換個位子，但其他座位都坐滿了人，感覺很不舒服的我只好咬牙忍著。

看到遠處終於有空位時，我趕緊小跑步到那個座位。

「啊，終於解脫了！」那一刻，我卻發現坐在旁邊的高大男性竟然也發出那個國中生身上的惡臭。我這才意識到那是幻嗅，但幻嗅並未因此消失。

後來，這種情況又發生了好幾次。這時，我就會把隨身攜帶的芳香精油滴在手帕上，用手帕摀著鼻子忍耐。這樣做，我的鼻子就感受到芳香精油的香氣，忍著那股強烈惡臭帶來的不適感。

每當突然感受到香氣時，我總會又驚又喜，就像那次聞到蘋果香氣時一樣興奮。

但是，我也經常懷疑地想著：「這是幻嗅嗎？還是我真的聞到了？」

當我進入咖啡店聞到咖啡的香氣，或面前的酒杯散發出葡萄酒的芳香時，我都會認真思考這是怎麼一回事。

我不知道為什麼我的嗅覺障礙會有不規律性。我問過許多醫生，他們都說：「我也不清楚。」

不過，不管是真的氣味也好，幻嗅也好，對我來說其實都無所謂。

有香氣的世界對我來說是如此奢侈、明豔、充滿幸福的一件事。

不管那些香氣是真是假，當我感受到香味時，我覺得自己就像是個被戀人擁抱的女孩，陶醉其中。

夜視和遠視都是腦內的現象

每年都會迎來金木犀的季節。每當我發現自己是透過眼睛而不是花香得知又到了這個季節時，那股淺淺的衝擊與寂寞，不論過了多少年都不曾改變。

雖然現在愈來愈多人都知道失智症與嗅覺障礙的關聯，但對於五個感官都出現異常的這一點，就連醫療人員也不是很了解。就算有人訪問過我，但才談到幻視的部分，訪談時間就已經到了，沒機會跟別人討論到這個問題。

我的五個感官時而異常，時而正常，而一直以來最讓我最難以忍受的就是光線的變化。我曾讀過一篇文章，提到自律神經障礙會讓人的瞳孔無法正常調節。本來關著燈在播電影的房間如果突然開燈，或是晚上的時候進入商店時，我都會覺得光線好像從我的眼睛刺進了我的大腦。那種感覺跟頭痛不一樣，是一種酷刑。在得到失智症之前，我從未經歷過這樣的痛苦。

我在光線明亮的商店裡都一邊遮住眼睛一邊移動，假如有警察在場的話，他們應該會上前問話吧。

每一次我都會後悔自己怎麼沒戴上一頂大帽子或是戴著墨鏡出門，才不管是不是晚上。但光線突然變亮的情況在日常生活中並不常見，所以我總會不小心鬆懈大意，結果讓自己再次遭受折磨。

《風起》讓我痛苦

之前我在電影院看宮崎駿導演的《風起》時，有一幕黑暗的場景突然照出光芒，結果我忍不住尖叫，引來周圍觀眾的側目。我以為眼睛會瞎掉，腦袋也受到衝擊，再加上覺得羞恥、愧疚和難堪，後來根本無法繼續看電影。「我連喜歡的電影都看不了嗎？我的活動範圍是不是愈來愈小了？」一想到這裡，我忍不住哭了，但四周的觀眾似乎也都在啜泣，我就這樣融入了他們。

從那之後，我都會猶豫要不要去電影院看電影。現在的電視節目為了避免有癲癇的觀眾發作，都會在出現強光的場景之前顯示預警，假如電影院也能在燈光突然變亮之前顯示警告，那該有多好啊。我聽說有白內障的人也會覺得光線很刺眼，肯定有不少人都因為各種疾病或障礙而無法適應強光吧。

我覺得夜間的光線很刺眼，所以我像歐美人一樣把家裡布置得比較昏暗。電視的光線也一樣，所以我晚上都會帶著墨鏡看電視，但現在幾乎不看了。

晚上搭車出門坐在副駕駛座上，墨鏡也是我的必需品。

對我來說，車子的大燈、號誌燈等等的ＬＥＤ光線就像雷射光一樣刺眼。我也沒辦法直視著前方車輛的剎車燈，只能把眼睛閉上不看。

刺眼等等的視覺不適會在身心疲憊或壓力大時惡化得更快（壓力會作用於自律神經，使瞳孔放大）。聽覺、味覺、觸覺等五個感官的異常也是如此。

累了一整天，晚上就更容易出現五感異常或身體不適，所以我後來幾乎不再晚上外出。我在生病前熱愛的熱鬧聚會現在都成了對大腦的一種折磨。

醫生認為五感的異常「不會影響生命安全」，不是很在意這件事。但我覺得自己與他人開心交流的機會遭到了限制，對於生活品質（ＱＯＬ）的影響遠超乎我的想像。

因為它不僅影響到「生活品質」，更改變了我的「人生品質」。

晚上看不到字是因為……

電腦螢幕可以調整，所以我都會把亮度調到最低。但我的視力在光線昏暗時也會變得很差，尤其是晚上看螢幕，幾乎都看不清楚字。假如繼續盯著螢幕看，那些文字就會逐漸模糊並消失。

藍色的字體更是如此，明明白天還能閱讀藍字的文章，結果一到晚上就看不到那些字，真的讓我百思不得其解。

當我聽到醫生說眼睛看不太到藍色以及視力在昏暗場所會變差，都是路易氏體疾病的特殊症狀時，我覺得很驚訝，「難道我連眼睛也壞了嗎？」我不禁打了一個冷顫。後來，我得知人在老化以後最先看不到的顏色是藍色，我又嚇了一跳。原來我沒有什麼大事啊，眼睛不過只像是老年人一樣而已。路易氏體（蛋白質沉積物，路易氏體疾病的成因）並沒有以最新型的祕密武器或複雜的戰略攻擊我的眼睛，只是單純地把我的眼睛變成了老年人的眼睛。

所以，我後來不再認為那些症狀是「視力的障礙」，告訴自己我只不過是提早體驗了七、八十歲的眼睛。之前，我在一家光線昏暗的餐廳裡完全看不到菜單上的字，一名年輕的男服務生不可置信地看著我，而我現在知道他在四、五十年後肯定也會體驗到同樣的情況。

沒錯。在不久的將來，高齡者將成為這個社會人數最多的年齡層，不論是商店的照明、道路的燈光、樓梯、電車的優先座位，還是車站的售票機、ＡＴＭ等等，所有的一切都將採取適合高齡者使用的設計，以後跟我一樣生了這種病的所有人，都將受惠於這些好處吧。

被占領的耳朵

我有各式各樣幻覺，而長期困擾我的幻覺主要是幻視。跟視覺的問題比起來，我好像不太記得聽覺問題帶來的困擾，但走在路上的時候，只要突如其來發生一些聲響，我就會覺得非常痛苦，那感覺就像是突然被揍一樣的疼痛。不過，這種聽覺問題不像幻視消失後還會持續重壓在我心裡，通常都是「砰！嘎～」地一聲後就結束了。

我到現在還是有莫名聽到音樂或聲響的幻聽，但就算這些幻聽具備和幻視一樣的真實感，也不會對我造成威脅。如果我發現了一塊會發出特別聲音的石頭，我會很開心自己發現了寶物；如果那塊石頭發出人的聲音或浮現出人臉，我還是會瞬間不寒而慄。

我想，比起任何其他的事物，人類在本能上更加害怕「非人類的人」。

老年性重聽？

就像我的幻視是在接近四十歲時開始出現一樣，我從過了四十歲以後，也感覺到自己的聽覺有異。我被診斷出路易氏體失智症大概是在十年前的事吧。那時在尾牙等熱鬧的聚會上，我有好幾次都聽不見坐在我面前的人跟我說話的聲音。我自己也嚇一跳，但對方顯得更困惑，以致氣氛有些尷尬。我在家也經常在洗碗時或有聲音的情況下沒聽到家人說話，他們覺得我很奇怪，後來我便決定去看醫生。沒記錯的話，我記得親戚中好像有人很年輕就出現老年性重聽。

聽力檢查的結果是「有些微的左右聽力差異，但不至於影響生活」。假如我是生活在像聽力檢查室那樣安靜的環境中，我的生活才不會有什麼影響。

我記得當時的我很迷茫，不知道如何解決這個問題。在人際關係中最重要的溝通上遇到挫折，即使是微不足道的事也讓我備感壓力，覺得孤立無援。

在檢查之前，還發生過這樣的事。

有一次，我在老家與父親交談時，一輛播放音樂的廢品回收車剛好經過。我當時覺得音樂聲非常吵，結果在那一瞬間，我的大腦好像完全被那音樂佔領了。就像如果把一塊肉放在飢餓的狗面前，那麼不論別人怎麼命令，牠也只會撲向那塊肉，而我的腦袋也無視我的意願，完全被那輛車的音樂吞噬。就算我想停也停不下來，我的思考能力完全停擺，陷入無法交談的狀態。

我知道父親一臉疑惑地看著我，但我的腦海中只有音樂，什麼話也說不出來。就連我自己也無法理解這是發生了什麼事，等到那輛車駛遠，一切又恢復正常，彷彿什麼都沒有發生過。

不願承認失敗的原因所在

當時的我並不知道「注意力障礙」這個名詞，指的是在選擇訊息時出現了問題。直到我了解自己得到了什麼病以後，我才明白原來我的大腦出現了錯誤，並未從眾多聲音中選擇出對自己有用的訊息。

有醫學書籍寫「在路易氏體失智症的症狀中，注意力障礙的症狀比記憶障礙更明顯」，但並未描述這種障礙會在日常生活中引發哪些奇怪的現象。就算是有親身經驗的當事人也很難具體描述，察覺不到「失敗的原因在於注意力缺陷」。雖是發生在我自己身上的事情，但我也只是覺得「好像哪裡怪怪的」或「怎麼一直發生奇奇怪怪的事」，好像事不關己一樣，就這樣過了將近十年。

在那段期間，我常常發生一些連我自己都無法理解的情況，而且不僅僅是在聽覺方面。每一次，我都會覺得自己根本就像以前的人說的「被狐狸騙了」一樣，我的思維和感覺完全遭到無視，身體自作主張地出了差錯。

我聽說有些失智症患者打死不承認造成自己失敗的原因。

我很能理解他們不認為問題或責任在於自己的這種心情，因為那並不是我們自願要做的事。

追尋聲音來源以後才發現……

後來，我常在疲累或大腦狀況不好時，出現容易對聲音過度敏感的情況。

現在也是如此，當我出門辦事情時，如果我一走到車站就覺得廣播聲聽起來很刺耳，我就會意識到自己的大腦狀況不佳（耳鳴是每天都有的事，我不把它當作不適）。遇到這種情況，我就會盡量減少要辦的事情，然後趕緊回家。因為我的大腦已經不適了，如果再加上身體疲累，那情況只會更麻煩。

就算外出時還好好的，我也沒辦法完全放心。不管是參加時間較長的座談會還是跟朋友聚會，我通常都會中途離席，提早回家。雖然每次都覺得很可惜，還想待到最後，但我知道自己必須保留一些體力，才能平安回家。

也許這就是一種注意力缺乏的表現吧。即使我不覺得自己的大腦不適或覺得疲累，有時我還是會覺得聲音聽起來很大聲。

之前，只有我一個人在家時，我突然聽到一個不熟悉的聲音，我試著去尋那個聲音的源頭，最後走到了牆上的掛鐘前。我狐疑地取下掛鐘，把耳朵貼近鐘面，確實就是這個聲音。是我平常根本就不會注意到的秒針聲。

假如我真的有這麼敏銳的聽力，那隔壁家的談話聲或其他任何聲音，我都能聽得一清二楚，但不知為何就只有一種聲音會突然變得特別響亮。當我找出聲音的來源後，我就不再覺得在意，也不會覺得自己一直受到干擾。

有時我人在外頭，也會覺得店家的空調怎麼突然轟隆作響。起初我以為是空調壞了，發出奇怪的聲音，然而周圍的人卻沒有任何反應，我這才意識到有可能是我聽覺出現異常。

「大腦的不適」不分疾病

關於過度敏感的感知，我在ＮＨＫ介紹發展障礙的節目以及網站上，看到許多關於「發展障礙者的世界」的分享。當我看到那些重現了發展障礙者親身經驗的影片時，我覺得他們的經歷就跟大腦錯誤而過度敏感的自己很相似。如果我的生活一直存在著他們的那些經歷，我一定會非常會害怕出門吧。

有一次，我才發現在我那些奇奇怪怪的經歷中，有一件事原來在一般情況下是頗為嚴重的症狀，那就是聲音源頭的方向和聽到聲音的時間產生偏差。

我聽到身後傳來了手機鈴聲，但手機其實在我面前；我正在看電視，電視聲卻是從右手邊的廚房傳來；電視上的人在說話，可是他們的聲音和嘴形對不上……這些現象從以前就存在了，可是我對這些「不可思議的情況」早已習以為常。我一直以為只是大腦在處理聲音訊息時出了差錯，並未留意。

我讀過小田嶋隆的《酒精，看一下上面（上を向いてアルコール，暫譯）》（Mishima出版社）一書，書中提到他驚覺到自己好像生了病才急忙去醫院檢查，也是發現自己有「覺得電視上的人說話的聲音延遲，過了幾秒又聽到了他們說過的話」的症狀。我有點驚訝原來我的症狀跟酒精成癮症的症狀有相似之處。但仔細一想，不管真正的原因為何，這些症狀其實都是大腦受損後的結果，所以就算有相似之處也不奇怪。

就算看了關於失智症的書，我還是無法理解我出現的這些奇奇怪怪的症狀。但是在看了高階腦功能障礙患者或發展障礙患者寫的書，了解到他們所分享的症狀後，我逐漸發現許多共同點，並對每一個症狀都有了更深的理解。

只要意識到自己生病，並試著理解它，在經歷這些症狀的過程中，也慢慢地知道如何應對。身體跟以前不一樣了，所以只要去觀察自己的身體狀況，嘗試各種方式，就會像初次嘗試騎獨輪車一樣，儘管剛開始一再失敗，但漸漸地就會愈騎愈好。就算走得搖搖晃晃也無妨，只要繼續在前進就沒問題。

五感所傳遞的訊息

小時候的我生活在大自然中。

我每天都用雙手去捕捉昆蟲和生物，欣賞西落的夕陽，透過氣味感受季節的變化。有一天，我看到天上掛著一道大彩虹，我想看到從地面長出的七色柱子的根部，於是全力奔向它。

彩虹為什麼會漸漸變淡然後消失呢？月亮為什麼要緊追著我不放呢？

河水為什麼會那樣流動，還閃閃發光呢……

小時候的我覺得世界充滿了許多謎團。

那時候的光芒、聲音和氣味再也無法重現，但這些記憶至今仍讓我覺得幸福。

五感從一個與思考完全不同的世界，為我帶來了深刻的喜悅。

然而，當這些感覺開始失控時，我才體會到五感的運作仍是由大腦控制和處理的。

終於泡到溫泉，卻……

某一年的某個連假過後，我迎來的是一篇六千字稿件的截稿日。雖然我因為大腦疲憊而感到異常頭痛，每天還是持續寫稿，終於趕在截稿日前完成。寄出稿件後，為了保養我那感覺就像發炎一樣腫脹的腦袋，我決定去泡溫泉。

每當我因為演講等活動讓大腦高速運轉之後，一定會伴隨著頭痛及全身疲憊，但後來我發現只要泡溫泉就能緩解這些不適。長年以來總會突襲我的疲憊感讓我意識到問題根源不在肌肉，而是大腦。只要能改善腦部的血流狀態，原本塞滿大腦和身體的烏雲就會瞬間消散，整個人都會變得正常且舒服。

寬敞的露天浴池迎接著腦袋停止運作的我。我仰望天空，湛藍的五月晴天映入眼簾。我泡在溫泉中，這次卻沒有像往常一樣發出「呼～」的讚嘆聲……

「這是什麼溫泉？」

我並不覺得泡了讓人舒服。

「難道水質有問題嗎？」

嗅覺障礙讓我分辨不出是什麼氣味，但也許是溫泉混入了大量的次氯酸鈣或化學藥品吧。我狐疑地環顧四周，其他人卻還是陶醉地在泡湯。

身在同一座溫泉池中，只有我一個人感覺像是穿著濕漉漉的睡衣一樣不舒服。

我想會不會是身體還沒習慣溫泉的溫度，所以又在溫泉池裡待一會兒，但我只感覺到身體負擔愈來愈大，所以最後還是起身離開。我原本有一種被店家欺騙的感覺，但我思考後認為問題並不在溫泉水，而是我的大腦。

失智症患者討厭泡澡的原因

我以前也有一次不愉快的泡澡經驗。

有一年冬天，我在家裡泡澡時，竟覺得浴缸的水好冷。剛泡完澡的家人明明滿臉通紅地走出浴室，浴室的溫控面板也顯示水溫保持在四十一度。

「太奇怪了。」

我坐在浴缸裡嘗試去感受那應該存在的暖意，卻只感受到令人不適的寒意，最後顫抖著身體走出浴室。在被診斷出路易氏體失智症之前，我根本不明白原因所在，只是覺得很不安。

我在五十歲左右時被診斷出路易氏體失智症，在那前後的五年間，嚴重畏寒的問題一直困擾著我。冬天就算穿再多件衣服、身上貼了暖暖包，我還是會感覺身體發冷、難受。就算是八月，我也會覺得晚風太冷，而不看完煙火就直接回家。睡覺就算不吹冷氣，我也會手腳冰冷到半夜醒來。夏天的電車、新幹線和商店都冷到讓我受不了，只要出門就得隨身攜帶多種保暖衣物。

雖然我的體溫確實比較低，總是覺得身體很冷，但反觀如今經過治療和努力後，我覺得那其實就是感覺（大腦）的異常。

經常聽到有人說「失智症的人討厭泡澡」，我認為其中一個原因可能就是感覺異常。「水的溫度剛剛好，不可能覺得冷。泡澡本來就是件愉快的事。」這是健康人的想法。

對於感覺異常的人來說，泡澡會在他們的腦中留下深刻的「不愉快而痛苦的經歷」，之後對泡澡感到抗拒也不是件奇怪的事。就像曾因為吃牡蠣而食物中毒的人再也不會碰牡蠣一樣。

不是眼睛、耳朵，也不是鼻子，而是「大腦」的故障

我經歷過的感覺異常還有很多，例如：味覺消失、口味改變、無法判斷聲音的源頭方向、聲音變得異常大聲、感覺到不存在的疼痛感或溫度、感覺到不存在的地震、包在棉被裡時覺得地板傾斜等等。

在我還不曉得自己生病之前，我都以為視覺的異常是眼睛出現問題，聽覺的異常是耳朵出現問題。現在，我會認為所有奇怪的現象都來自大腦，不再感到不安。

「原因不明」會讓人不安，但只要知道原因就會讓人冷靜下來。

這些經歷讓我體會到壓力會侵蝕大腦，同時也是大腦的強敵，現在的我已經學會「逃避壓力的來源」。因此，不論別人怎麼說、怎麼看我，我都會以自己的身體（大腦）為優先考量。

在生病之前，我一直無法做到這一點。

曾有人跟我說：「你是被選中才會生病的。」聽到這樣的話並不會讓我覺得受傷，但我也不會覺得開心。

只是，我直到現在還是在思考「假如沒生病的話，就不會有改變」這個事實以及它的意義。

李小龍主演的電影《龍爭虎鬥》中有句臺詞是「不要思考，去感受吧」。

五感會最先告訴我們無法靠思考能力察覺到的大腦（也就是整個身體）不適。我們必須去感受並且做出回應，在自己、家人、朋友以及社會出現困擾或健康問題之前。

看不見的毒在偷偷靠近

路易氏體失智症引發的過敏反應不再只限於藥物、光線以及聲音。

我有時在餐廳會突然劇烈頭痛，並伴隨身體的不適感。雖然我聞不到味道，但我現在已經能夠立刻判斷那是二手菸造成的。抬頭張望，就會看到空中有一條條白色煙霧，光是遠遠飄來的煙霧就能讓我產生反應，更不用說那些煙霧繚繞的吸煙室，對我來而言簡直就是毒氣室。

建材、清潔劑和沐浴劑也會讓我過敏

嗅覺一旦下降，生物的防衛本能便無法正常發揮，以致我經常遇到危險。

有一次，我走進一間新開幕的百圓商店，就開始覺得不太對勁。我沒有多想就繼續往店內走，結果身體愈來愈不舒服，還開始覺得頭痛和呼吸困難，最後只能急忙衝出店外。

我猜大概是因為新商店的建材中含有一些有毒化學物質，但我之前從沒有經歷過這種情況，當時也沒察覺到異味，所以嚇了一大跳。

我之前因為身體太累而放棄自己進行年末大掃除，第一次請業者清洗排風扇時也發生同樣情況。業者將大量的化學藥品倒入大整理箱，再把油膩的排風扇罩和排風扇浸泡在藥水中。我很好奇他們使用的那些工具和清潔方法，於是近距離觀察他們的作業，結果我突然感到一陣頭痛和噁心。

車輛排放的廢氣、極少量就能達到清潔效果的高濃度洗衣劑、年邁的雙親使用雙倍量的沐浴劑，這些都會讓我突然感到身體不適。可怕的是在我出現頭痛或噁心的症狀之前，我並無法察覺到這些毒性。

換作是以前，嗅覺敏銳的我哪怕只有一點氣味也能察覺到危險，然後立刻逃離現場以求自保。無法聞到味道代表我連什麼東西燒焦了都不曉得，冰箱裡有什麼食物腐壞了都不知道，都要等到吃進嘴裡的那一刻，才曉得原來食物已經壞了。假如我是一隻野生動物的話，那我的生存能力顯然非常不足。

無法擠電車是因為……

在診斷出失智症的那陣子前後，我發現自己只要搭上擁擠的電車就會不舒服，尖峰時刻根本就搭不了電車。但是，生活在首都圈難免搭到乘客較多的車廂。我以前還受得了，如今卻一年比一年不能忍受。

只要一踏入人多的車廂，我就能瞬間感覺到空氣的異樣。我說不出來那是什麼引起的異樣感，但只要搭車幾十分鐘，我就會開始覺得愈來愈吸不到空氣，只想要快點下車。

並不是每一次搭電車都這麼嚴重，但偶爾還是會頭痛跟不舒服。有一次，電車停靠在某個大站，車廂內的乘客蜂擁而出時，我頓時感覺自己像是浮出水面一樣，終於可以呼吸了。

我一直在思考為何會出現那種莫名的窒息感，後來有位對化學物質過敏的朋友說：「我連聞到其他人身上的衣物柔軟精的味道都會不舒服。」

許多乘客身上都帶有衣物柔軟劑、止汗劑、髮蠟等化學物質的香氣，這些氣味對他來說太過刺激，讓他受不了擁擠的電車。我都不知道原來有些人會因為柔軟劑的氣味而受不了搭電車。知道這件事以後，我才意識到我很有可能是因為那些化學物質才會感到窒息，並不是因為自律神經的問題導致血壓下降才覺得呼吸困難。

任何東西都可能對我有毒，就連年輕時經常小酌一杯的酒類也是如此。我後來連喝一口啤酒也會頭痛，在被診斷出失智症的幾年後，我就戒酒了。

只是，某天當我看到別人在開心喝酒時，我突然很討厭這個再也沒辦法喝酒的自己。

「我以前也可以那樣開心地喝酒……這輩子再也不能喝酒……這樣的我也未免太孤單了……」

我大膽地喝了一口啤酒，結果竟然並沒有頭痛。那次喝的量不算多，稱不上能喝，不過沒想到我竟然又可以沾酒，簡直就是意外的驚喜，讓我高興得想跳起來歡呼。

每一次能喝的量都不一樣，有時一小杯啤酒或兩小杯清酒就會讓我頭痛，所以我會小心翼翼地慢慢喝。即便如此，能跟別人一起開心喝酒對我而言就是一種幸福，哪怕只能喝一點點也無所謂。

長襪和高領

說到體質變敏感，我不但喝酒會不舒服，就連皮膚也變得經不起刺激。我不曉得是因為上了年紀還是其他原因造成，不只貼身衣物的縫線會把皮膚磨到起紅疹，夏天穿襪子時的腳踝部位也會起疹子，把我嚇了一大跳。貼身衣物的部分還可以選擇，但襪子就沒得選了。

我在夏天做過各種實驗，包括在襪子內側放紗布，或是把襪子的鬆緊帶拉到變鬆等等。天氣轉涼後，我就不再起疹子，所以有可能是汗水導致皮膚紅疹。

「別穿襪子不就行了？」但襪子對於隨時都腳底冷的我來說是必需品。天氣愈熱，商店和電車的冷氣就開得愈強，不穿襪子我根本就受不了。

我穿的是超過腳踝的襪子，所以我後來完全不再穿高跟鞋，也沒辦法穿露出腳踝才有女人味的衣服（如裙子或短褲）。這對我來說算是相當大的限制。

而且我的脖子也很怕冷，只要保暖沒做好，身體就會變差。所以除了夏天之外，其他季節我幾乎都只能穿高領的衣服或把脖子包起來。我的穿衣風格像老奶奶一樣完全以功能為主要考量，跟流行扯不上關係，總是穿著那幾件便宜的衣服。每當我看到有些女性穿著漂亮的衣服露出腳踝，精神抖擻地走在路上時，我總會羨慕她們能隨心所欲穿著自己喜歡的衣服。

或許是我在別人面前講話時總是會帶著貝雷帽吧，經常有人誇獎我說：「您真會打扮。」我卻覺得無地自容，有種說不出的怪。我討厭穿衣服還要考慮季節、天氣、氣溫的變化，也覺得很麻煩，這種心情一年比一年還要強烈。

我家的座敷童子

某天，其他家人都出門工作或上學了，我像往常一樣一個人待在客廳。

突然，我聽見隔壁房間傳來沙沙作響的聲音。我驚訝地盯著房門看，房間裡傳來有人急著打開抽屜還有搬動物品的聲音……

「有人在隔壁！他在找東西！」

可是，如果是小偷的話，不可能不知道我就在隔壁房間。而且，我也沒有聽到有人撬開窗戶闖進來的聲音，持續發出那麼大的動靜也很奇怪。難道是……

我小心翼翼地從門縫偷看，發現房間裡沒有人影，也沒有被翻過的痕跡，那聲音也消失了。

這是我在被診斷出路易氏體失智症之後經歷的幾次幻聽。

不久之前，還發生過這樣的事情。

吃完午餐後，我一個人坐在餐桌旁，我突然覺得有個身影從我身後悄悄經過。我沒有看到人影，就是感覺到有人經過，而那並不是模糊的錯覺，是一種可以確定有人從我身後經過的強烈感覺。我從椅子上彈起來轉過頭看，卻發現房子裡除了我以外沒有任何人，我頓時僵在原地。

這件事發生在我被診斷出路易氏體失智症之前，當時我還不知道這是症狀之一（實體意識）。那時，我的精神狀態沒有問題，也沒有出現那陣子經常發生的頭昏腦脹狀態，完全是突然發生在日常生活中的事。

是「神」的發現者還是精神怪人

當我讀到柳田國男的《遠野物語》（岩手縣遠野地方的民間傳說和故事）時，我覺得書中寫看見座敷童子的情況與我的症狀很相似。

有些老宅中住著名爲座敷童子的神靈，這些神靈通常是十二、三歲左右的童子。偶爾會有人看到祂們的身影。住在土淵村大字飯豐的今淵勘十郎，家裡最近發生了一件事，他們家就讀高中的女兒放假回家，有一天突然在走廊上遇見座敷童子，把她嚇了一大跳。那時，她看到一個男孩的身影。同一個村子山口的佐佐木家裡，當時家裡只有他母親一人正在縫衣服，突然聽到隔壁房間傳來紙張沙沙作響的聲音。那是男主人的房間，但他人已經去了東京，並不在家。她覺得很奇怪便打開房門察看，但什麼都沒看到。她回去坐了一會兒，又一直聽到擤鼻子的聲音，她心想大概是座敷童子來了吧。很久以前就傳聞這個家住著座敷童子。據傳說，居住這個神靈的家會富貴常在。〈遠野物語一七〉（柳田國男全集4，筑摩文庫）

讀完這些內容後，在我的書中寫道：「這好像我的經歷一樣。」（《我的大腦發生了什麼事》第二百頁）。後來，有人分析《遠野物語》中關於座敷童子的描述，得到「此情況與路易氏體失智症的症狀有很多相似之處」的結論，並發表了相關論文※。

幻視、幻聽也是一樣，那篇論文寫到許多人認為是座敷童子做的「枕頭翻面」（寢具翻得亂七八糟）也可能是路易氏體失智症發病之前容易出現的「快速動眼期睡眠行為障礙」（睡覺時大聲說話、喊叫，或根據夢境劇烈動作）。我自己也有過這種症狀。

我並不驚訝路易氏體失智症的症狀與看見座敷童子的情況有類似之處，我覺得不可思議的是座敷童子被視為「神」，是能為家裡帶來富貴和名聲的福神（據說座敷童子離去的家會遭遇不幸）。

明明那些發現座敷童子的人們被推測為病人，那為什麼祂不是帶來災難的神，而是帶來幸福的神呢？

※駒嶺朋子、國分則人、平田幸一「路易氏體疾病的幻覺與座敷童子的類似點——針對民俗學史料的病跡學分析研究」《神經內科》第八四卷五號，二〇一六年。

是因為那些人的平均壽命較短，活不到失智症發病的階段嗎？還是他們並未遭受自律神經失調的症狀引起的不適折磨身體？或者是跟習慣將這群人貼上「精神異常」標籤的現代不同，大家都把他們當成是「福神的發現者」受到眾人的尊敬和喜愛，因而保持良好的精神狀態，所以病情幾乎沒有惡化呢？

覺得壓力大就會聽到那首〈晚霞餘暉〉

在座敷童子出現之前，我偶爾也會幻聽。最常出現的幻聽是經常聽到同首歌。每天傍晚五點，鄰里廣播都會響起音質很差的童謠〈晚霞餘暉〉。

有一次，我大概在下午三點左右聽見這個廣播聲。我心想，為什麼會在這個時間點播放呢？我打開窗戶仔細聽，確實聽到那首固定在五點鐘播放的〈晚霞餘暉〉。這樣的事發生了很多次，我便想著：「聲音聽起來像真的，但是時間點不對，應該是我的幻聽吧。」

我在四十多歲時被誤診為憂鬱症，那時就聽到好幾次〈晚霞餘暉〉的幻聽。當時，我甚至沒想到「幻聽」這個詞，我曾問主治醫生：「為什麼我會聽到音樂？」醫生只是含糊地「嗯」了一聲，並未給出明確的答覆。

之前在截稿日期將近時，我每天忍著異樣的頭痛在趕稿，許久未聽到的〈晚霞餘暉〉又出現了。那時，我第一次感覺到那首歌好像是在我的腦中響起，而不是從外面傳來的。同時，我還出現睽違已久的幻視，飛蟻在我眼前飛來飛去，於是我確定大腦的極度疲勞和壓力是引起幻覺的原因之一。

人就算沒有生病，當大腦承受巨大壓力，例如：在大雪的山中迷路、面對與親友的死別等等，都有可能產生幻覺（幻視或幻聽）。我曾聽醫生說，很多人長時間待在完全隔絕聲音的空間裡，最後都會產生幻聽。毫無刺激的狀態對大腦來說是難以忍受的壓力，因此大腦會主動製造幻覺，以尋求刺激。

永遠忘不了那個眼神

然而，大多數的人都是無法冷靜地接受幻覺。我自己是這樣，我的丈夫也是如此。

剛被診斷出路易氏體失智症時發生一件事，我至今仍然忘不了。

清晨，孩子比我們早起床，他打開廚房的櫥櫃，又去翻冰箱。我們的臥室就在廚房旁邊，我躺在床上聽見這些聲音，大聲喊：「等我一下，早餐還沒好！」

「怎麼了？」丈夫問。

「孩子在廚房找早餐啊。」

「廚房沒人啊……」

「孩子不就在廚房！」

當時，丈夫的表情……

那時的我很害怕出現幻覺，外出時總是緊張兮兮，生怕被別人發現。我害怕的不是幻覺本身，而是別人投注在我們身上的目光。我之前怎樣都不肯讓我的丈夫知道我有幻覺。他那時的眼神讓我再次意識到自己是「不正常的」，悲傷、無地自容和不堪的感覺讓我幾乎崩潰。

不過，現在完全不同了。

「你聽到那個嘎嘎聲了嗎？」「那裡有人？」「你看到那隻蟲嗎？」我在家裡可以毫不猶豫地發問，丈夫也會悠悠地回答：「聽到了呀～」如果把出現幻覺當成是再普通不過的事，那它就真的是再普通不過的事。我現在不再認為幻覺的原因出於我的「精神狀態」，甚至不再覺得出現幻覺是「不正常的」。

希望有人跟我一起享受其中的樂趣

如今已不是看見座敷童子就會開心地喊著：「是座敷童子！福神來我家了！」的社會了。狐狸也不再附身在人類身上。

現在，看到別人看不見的東西，聽到別人聽不見的聲音，就會被當成「生病的人」，還要吃抗精神病藥物（路易氏體失智症患者對於藥物的副作用較強，必須格外注意）。

某次講座結束後，有人說：「樋口女士，你才不是生病，你只是靈力感知變得更強而已！」的確有些人就算沒生病，也能看到或聽到別人看不見、聽不見的事物。但用「靈力感知」解釋我經歷的種種症狀實在有些牽強。

我不喜歡被稱為「有精神問題的病人」，但也覺得被稱為「靈力感知很強的人」是件很不自在的事。我更希望大家把我當成是一個有點容易發生「大腦故障」的人，輕鬆看待這件事，或是跟我一起玩味大腦的神祕之處。

II

讓人無所察覺的幻視

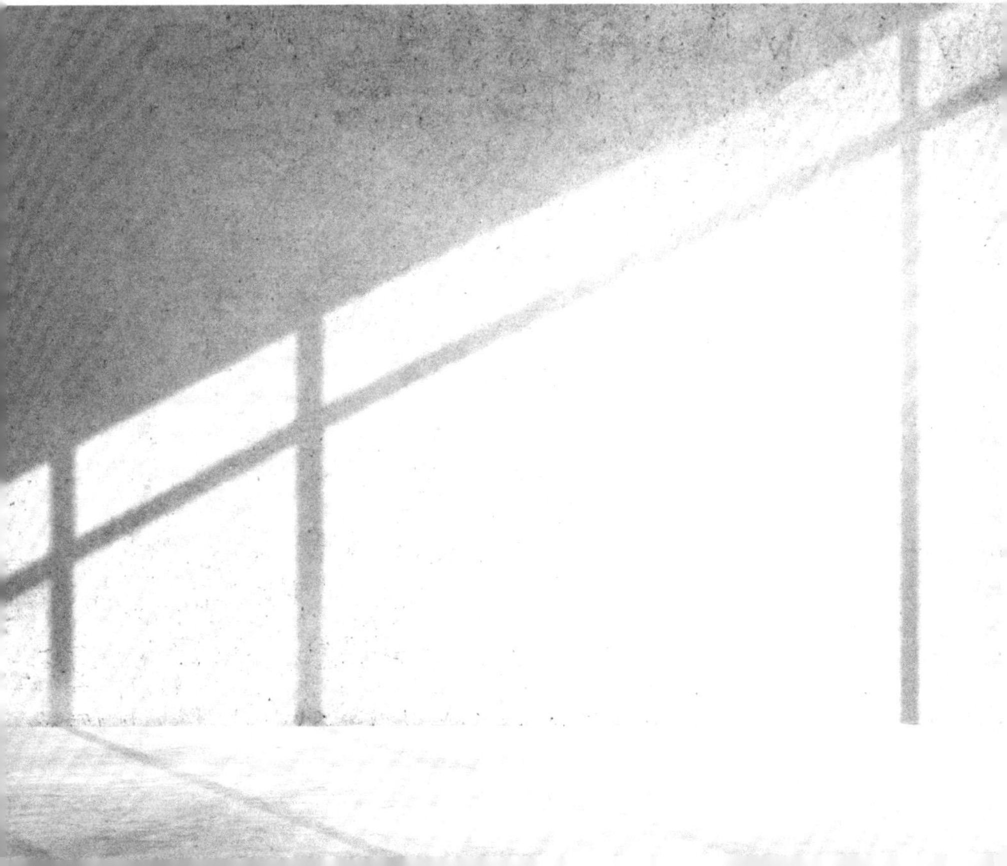

直到在ＶＲ中重現幻視

在使用虛擬實境（ＶＲ）技術的企劃「ＶＲ失智症」中，有一個篇章叫做「路易氏體疾病幻視篇」。體驗者能以第一人稱的視角，體驗到像我這樣的病患親身經歷過的幻視。ＮＨＫ等媒體也多次介紹過這個企劃。

雖然答應參與

這項企劃最初是由下河原忠道先生（Silverwood公司）委託我寫一個關於幻視體驗的ＶＲ劇本開始的。

河原先生本來就跟我熟識，他說：「你可以自由發揮。」喜歡新奇事物的我沒有多想就興奮地答應了。然而，當我開始著手撰寫劇本後，立刻迎來的困難就是「路易氏體失智症主角」的人物設定。

ＶＲ體驗者會成為故事的主角，所以主角的身影不會出現在畫面中。但是，我必須設定出主角的年齡、生活狀況、病情與進展，以及主角如何看待自己經歷的幻視、對於自己的病有什麼樣的感覺，否則故事就無法開始。

最後，我決定以診斷出路易氏體失智症之前的自己為參考範本，不把主角設定成有嚴重失智症的老年人。那時的我大概五十歲左右，自律神經問題的症狀讓身體的狀況非常差，以致每天不斷在出錯，精神狀態也處於崩潰邊緣。每天都害怕不知又會在何時、何地出現幻視，卻又難以對任何人啟齒。（後來進行失智症藥物治療，幻視的情況就大幅減少，而且自己的心態也有所轉變，所以那段恐懼的日子並不像大家想像的那麼長）。

關於幻視的種類

我認為應該充分利用ＶＲ可以隨意觀看任何方向的特性。因此，我在體驗中將幻視的要素散佈在不同的地方，就像在玩尋寶遊戲一樣。

我自己並不會像這個ＶＲ的影像一樣在同一個時間點接連看到多個幻視。通常我會隔一段時間才出現幻視，一天之中出現好幾次，而且都是看到同一種物體。不過，有幾位負責照顧病患的家屬都告訴我，他們的家人看到的幻視會出現小孩子、大人、小鳥、貓咪等各式各樣的物體，而且會一直停留在房子裡。這麼熱鬧的幻視應該是病情已經比較嚴重的患者所經歷的情況。

在這五分鐘的劇本中，我也努力寫出關於這個疾病的重要資訊。例如：會出現大聲說夢話或突然頭暈等少見的症狀、常被誤診為憂鬱症等其他疾病、會對藥物出現過敏反應並容易出現藥物副作用、在接受適當的治療和照護之後有可能顯著改善病情等等，努力將這些資訊全塞進劇本的閒話家常之中。

下河原先生讀過劇本之後，向我提出了出乎意料的要求。

「我希望您能將主角寫得更有魅力一些。」

我很佩服這位變革創新者的著眼點。於是，我為主角增加了深受朋友信賴的特質，以及加上一個曾救起一位從樓梯上摔下來的帕金森氏症女性（劇情設定後來重新被診斷為路易氏體失智症）的故事。

然而，實際進行ＶＲ體驗後，我才發現體驗者大多專注在第一次看到的幻視，幾乎不會注意到劇中的對話。那些我早已見怪不怪的幻視，對於別人來說都是一種驚嚇，這一點確實是我不夠注意。場上滿壘，站上打擊區的我自信滿滿地揮棒出擊，卻揮棒落空了。

觀看人數已超過五萬人

我在拍攝時也全程參與。原本只是打算觀摩，但折笠慶輔導演像我徵詢了一個又一個意見，讓我覺得自己突然變專業了。我還分別給「幻視中的人物」（Silverwood員工）和「真實的人物」（專業演員）提供了詳細的建議。

我要求「幻視中的人物」做出面無表情、毫無生氣的樣子。有些人的幻視會看到孩子笑著在房間裡跑來跑去，但我看到的都是面無表情、毫無生氣的。

除此之外，劇中還有一些幻視的角色是動物（狗、蛇）和昆蟲（看起來肥胖的幼蟲、蒼蠅）等等，但牠們做的動作並不如我的預期。VR如果拍攝失敗就必須從頭重拍，我們拍攝短短五分鐘的影片就耗費了將近一整天的時間。長時間的專注讓我十分疲憊，搭車回家時我甚至無法坐好，必須躺著才行。

後來，我聽說在影像編輯的階段也花費了相當多的時間，不只調整了房間的亮度，還減少蒼蠅的數量、美化幻視的光線，反覆多次進行修正。

這部VR在全體人員辛勞付出及努力之下終於完成，不只在醫療界及各界獲得高度評價，也在國際上榮獲獎項（二〇一七年亞太區創新老年照護項目大獎「科技類別」的最優秀獎）。至二〇一九年，體驗人次已經超過五萬人，並在台灣舉辦相同的體驗活動。

幻視消失後才明白那是幻視

不過，我在這部作品完成之初，根本無法想像大家會如何看待它。一些長期找我採訪有關幻視的人說：「真沒想到幻視是這樣的感覺。」他們的感想讓我覺得大受衝擊。

這表示我這幾年來雖然拚命地透過語言（聲音及文字）傳達，卻不及影像（至少在視覺上）那樣有效地傳達出我想傳達的內容。

當我詢問其中一個人，問他哪裡跟想像的不一樣時，他說：「雖然幻視出現時看起來就像人家說的那樣很真實，但幻視畢竟是幻視，所以我以為它消失時會像煙霧消散那樣慢慢地消失。」

假如幻視像電視演的那樣都是半透明狀，並像煙霧一樣消散的話，那我就會立刻發現。

但我都是精神狀態正常時出現幻視，還分辨不出真假，所以才會被耍得團團轉。

在知道自己得病之前，我也以為瞬間消失的人影只是眼睛的錯覺。直到現在，幻視的昆蟲如果還沒消失，我依然會認為那是真的。

有些人說他們以為幻視的東西都會攻擊人。不過，我在幻視中看到的人都只是靜靜地站著。

即便如此，家裡突然出現一個不認識的人還是很可怕的。

在我最害怕出現幻視的那段日子裡，我在半夜時曾因為太害怕而閉著眼睛摸黑上廁所，心裡不斷揣測如果廁所門外站著一個男人，我該怎麼辦？

一想到這裡就讓我心臟不受控制地狂跳，好想好想哭。

如今的我依然會出現幻視，但跟透過ＶＲ重現幻視時不一樣，我已經處之泰然了。我對於幻視的接受度也隨著時間而改變了。

消失的女人與大蜘蛛

「就精神醫學角度而言，出現幻覺（幻視或幻聽）是很嚴重的狀況喔。」

曾有醫生這樣對我說，以前的我也抱持著這樣的印象。我覺得如今仍有許多人都將這樣的印象當成「常識」。之前，我在某次演講中隨口提到「我現在還是會出現幻視」，現在的我會覺得那時在場所有人的反應讓我很驚訝。因為，現在的我並不認為「幻覺是不正常的」。

有些路易氏體失智症患者會在其他明顯症狀尚未出現時就出現幻視的情況，完全顛覆以往的常識。而我正是其中一人。當幻視發生在身體狀態還算健康時，真的沒有那麼容易能察覺到那就是路易氏體失智症的症狀。

車上有個女人！

我第一次看到「人」是在將近四十歲的事，那時的我很有活力，精力充沛（我在四十一歲被誤診為憂鬱症，五十歲才被診斷出得到路易氏體失智症）。

那時，我每個星期晚上都會固定出門運動兩次，自行開車往返。有一次運動完，大汗淋漓的我愉快地開車回家，倒車停進專屬停車位。停好車的那瞬間，我覺得自己的心跳差點停止。

因為，有個中年女人坐在我右手邊的副駕駛座上，目光直視前方。

我差點出聲尖叫，那女人卻在那瞬間消失了。

「咦，剛才那是什麼？」

無論我怎麼看，剛才那女人坐著的副駕駛座上竟空空如也，也沒有任何會讓我錯認成人類的東西。椅子的靠背也沒套上任何有圖案的椅套，非常樸素。但是，我剛才確實看見一個女人坐在那裡，而且她的臉清晰可見，輪廓分明。她的身形中等，髮長及肩。

然而，她又不像一個「真正的人」。假如她是「真正的人」，那她應該自然地顯示出她坐在那裡的目的，例如：在等待家人、來車上找她掉落的物品……但是，她並沒有任何表情，就只是無動於衷地凝視前方。當時，那個情景在夜晚的停車場中顯得十分不自然。

我開始思考是怎麼一回事，但我看到她的時間非常短，消失的過程就像是眼睛出現錯覺。我那時心想：「原來也有這種討厭的視覺錯覺啊……」

是眼睛的錯覺還是幽靈？

然而，那個錯覺卻在短期間內反覆地出現。每次都是在同樣的時間、同樣的地方出現同樣的女人，並以同樣的方式消失。我開始有些疑惑，真的會有這樣的錯覺嗎？當時，我的視力並沒有其他異常，也沒有在其他場合看到那些「人影」，所以我完全不覺得是眼睛的問題。

我也想過是幽靈的可能性，但我不太相信已故的人會以生前的樣子重新出現在我們的面前。我知道世界上有很多看不見的事物，但我就是覺得我們眼睛所見到的畫面，其實都是我們的大腦看到的畫面。

我還是不知道那個一直出現在我眼前的女人究竟是什麼，每次看到她都會讓我受到驚嚇，感覺很不舒服。於是，我在晚上停車時都會盡量避免看右手邊。我在停車時就像落枕的人一樣只看著左邊，下車時也只看左手邊的方向，轉過身背對著原來的右手邊方向，直直往前走。

這個簡單的方法奏效了。從那之後，我再也沒有在那個地方看到那個女人。假如她真的是幽靈，有事要找我的話，那他應該會再從左邊冒出來站在我面前吧。我安慰自己那果然只是眼睛的錯覺，也將這件事整個拋諸腦後。

大概過了十年，我又一再地看到「人影」之後，我回想起那段塵封已久的記憶，才發覺那也許就是路易氏體失智症的症狀表現。

甚至還找人來家裡驅邪

五十歲時，我懷疑自己也許是路易氏體失智症，於是我去了一間有專門醫治失智症的大醫院，醫生告訴我在車裡看到人影是「路易氏體失智症的典型幻視之一」。當時的我有一點震驚，因為我沒想到對我來說「不知名的未知事物」居然已經被歸類為「典型」的症狀。

為什麼會是「車裡」？

為什麼得到這種病的人都會出現類似的幻覺？

幻視究竟是怎麼產生的？

這些問題令我感到十分好奇，並希望能夠找出原由，但我直到現在仍未得到答案。

我認識一些路易氏體失智症患者，他們說剛開始看到「人影」的時候，都以為自己看到了鬼魂，甚至找人來家裡驅邪。後來我也聽好幾位患者家屬提過驅邪儀式的事。有些人像我一樣只能看到不認識的人，有些人則能看到已故家人。

有個人說：「為什麼奶奶會在客廳裡？明明奶奶早就過世了……真的很不可思議。」我完全能理解這種「不可思議」。正所謂「百聞不如一見」，我們都會認為自己看到的就是如假包換的現實，很難接受自己看到的畫面並不存在。

連細微的複眼都清晰可見

在我去看專治失智症的醫生之前，我就已經頻繁地看見「蟲子」。某天上午十點左右，我在超市的戶外停車場裡慢慢地開著車，忽然看到車內的後視鏡掛著一隻非常大的蜘蛛。那隻蜘蛛好像短腿的塔蘭圖拉毒蛛，全身圓滾滾且黑漆漆的，體型就跟一顆橘子差不多大。

「那是什麼東西！」

我沒看到蜘蛛絲，但牠是懸掛在半空中的，所以我猜想牠應該還是靠著蜘蛛絲從後視鏡上垂下來的。

「車子裡怎麼會突然出現蜘蛛？牠是從哪裡進來的？這是什麼蜘蛛？」

我立刻停下車，湊近仔細一看，結果竟然清楚地看到那隻蜘蛛身上每一根硬毛和排列整齊的複眼。當我震驚於那詭異可見的細節時，那隻蜘蛛突然啪地掉了下來。

「啊——！」

要是那隻蜘蛛沿著我的腿爬到身上，那可不妙。我立刻抬起雙腿四處找蜘蛛，而且要是牠繼續躲在車子裡，我怎麼可能安心開車。

只是，車內並沒有蜘蛛的蹤影……那麼大的一隻蜘蛛怎麼可能找不到？但是當我低著頭搜尋座椅下時，我不禁開始產生疑問。

我以前見過那麼大的蜘蛛嗎？
這麼大隻的蜘蛛會在日本出現嗎？
牠掉下來時怎麼一點聲音也沒有？
肉眼怎麼可能看得那麼清楚那些細節？

就在那時，我第一次意識到「原來那是幻視」。

尋找不存在的蜘蛛的理由

但是，我實在無法相信那麼清晰可見的畫面竟然不是真的存在。
為了證明那不是幻覺，我站起來繼續尋找那隻蜘蛛。
「我真的看到了，牠一定在車上！」
我無法說服自己那隻蜘蛛真的不存在。
一邊尋找那隻根本不存在的蜘蛛，我的眼淚落在了座椅上。
我的大腦到底發生了什麼事？
我的大腦，我的世界，將會變成什麼樣子？

那是我最害怕出現幻視的一段日子。

並不是幻視讓我感到恐懼，而是我對自己感到害怕。

然而，那份恐懼只不過是獲得新資訊和知識以後便會消失的幻覺而已。

幻視令人孤獨

在開始接受失智症藥物治療之前，我經常被接二連三出現的各種幻視、錯視※耍得團團轉，搞得我惶恐不安。

我最常出現的幻視是看到蒼蠅和蜘蛛，也會看到牆壁會突然隆起成半球狀，地毯的圖案或照片中的物品在移動等等，經常讓我驚慌失措，心想：「這是什麼情況啊……」

不過，幻視和錯視並非總是讓人害怕的。

有一天，我在家裡附近的十字路口看到了一隻大白鳥飛向天空。那是一隻像白鷺一樣潔白的鳥，但牠長得更大隻，羽毛和尾巴都很長，看起來高貴而美麗。

「那是什麼鳥？居然有這麼美麗的鳥出現在這種住宅區裡。」

牠飛起來的樣子不像是在拍動翅膀，而是輕盈地飄升上天，就像在跳舞一樣。

※有時會把實際存在的物體看成是別的樣子（人或動物等），例如：把用衣架掛起的衣服看成是有個人穿著那件衣服。

我不曾見過那麼優美身影，令我都忘了要呼吸。

「真的太美了……」

我沉醉地看著牠的身影，還看到每一片羽毛上的精緻光澤。我完全被那美麗的景象吸引住，心裡湧起一股難以言喻的激動，視線盯著牠不放。結果，那隻鳥卻突然在一瞬間變成一個超市的塑膠袋。

我愣在原地，久久無法動彈。

抗拒與無力感

換成現在的我，應該會真的開心地覺得：「能看到這麼美的錯視真好！」然而，當時的我卻感覺全身的力量都消失了。

我心想：「我已經分不清楚這個世界什麼是真的、什麼是幻覺了。我已經無法相信我自己，也無法相信我眼前的世界。」我看到有些資料說路易氏體失智症的病情惡化速度很快（現在有愈來愈多醫生否定這一點），我便以為幻視的情況會愈來愈常發生，逐漸佔據我的世界，而我將獨自生活在這種混亂之中。

那時的我也很絕望，不論我怎麼說：「我真的看見了！」都沒有人相信我。

我在網路上查詢路易氏體失智症的資訊，查到的總是「較早期就會出現幻覺（幻視）和妄想，會說自己看見了不存在的事物而引起騷動等等」出現一些問題行為。

只要提到路易氏體失智症，就一定會提到出現「幻覺、妄想」的描述，這件事讓我感到強烈的抗拒，同時也感到強烈的無力。

現在雖然減少了很多，但我以前確實看過很多患者家屬抒發照護的辛酸，還有很多嘲笑這種症狀的言論。我看到後總是會全身僵硬，然後蜷縮著自己的身體，像顆石頭一樣，坐在電腦前一動也不動，直到身體能再次活動起來。

我不想讓任何人知道！

我很害怕讓別人知道我有幻視，這種恐懼重重地壓在我的心底。

因為我覺得如果我跟別人說：「我看到你們看不到的人。」

他們反應大概會跟聽到「我殺人了」的反應一樣吧。

無論是病情還是幻視的情況，我都難以對家人跟朋友啟齒。

要是當時像現在這樣，有一些讓人能抱持希望的相關資訊，也許我就會開口了吧。

但是，當時只有令人絕望的資訊，如果我跟他們說我生了這種病，應該也只會讓他們難過、擔心與痛苦吧。我就這樣一個人待在從未經歷過的孤獨之中。

我在與人交談時極少出現幻視，但真的要跟別人見面還是會讓我很緊張，我不希望自己不慎脫稿演出，結果讓別人發覺這件事。

現在回想起來，那時真像是一場喜劇。

有一次，我在家裡附近的家庭餐廳跟別人吃飯聊天，突然有兩隻大蒼蠅飛過來。

我心想：「出現了！是幻視！」

因為，這麼乾淨的餐廳怎麼可能有兩隻蒼蠅在飛。那兩隻蒼蠅不停地在我眼前飛來飛去，讓我無法專心，但我還是繼續裝作看不見牠們，只希望牠們快點消失，最好別飛到我這裡。

這時，我對面的人突然抬起手，揮趕他鼻子上的蒼蠅。

「竟然是真的！」我內心非常激動，但我隱藏起自己驚訝的心情，無事般地微微笑。

你是真的嗎？

那時我的身體狀況非常差，幾乎不外出，所以大部分的幻視都是出現在家裡。

有一陣子，我只要看到蒼蠅就會追著牠們跑，想確認到底是真的還是幻視。但是，當我好不容易追到，以為那是真的時，蒼蠅卻又消失在我面前，那瞬間對我的身心造成很大的打擊。

我的身體再這樣下去會吃不消，所以我很快就放棄追逐牠們。

恐懼幻視以及被幻視耍得團團轉的生活令我身心疲憊。

「算了，無論是幻視還是真的都無所謂了。」我漸漸萌生這樣的想法。

有一天，我在散步時發現葉子上有一隻不常見的大毛毛蟲，牠的身體圓滾滾的，看起來很可愛，我開口問牠：「小傢伙，你是真的嗎？」那隻毛毛蟲沒有回答，但也沒有消失，依然留在那裡，就像是無聲地陪伴著我。

那是一段被幻視戲弄的日子，但其實還是有一點點讓我覺得著迷的部分。

在這個被幻視擊倒的我之中，確實存在著另一個的自我，非但不受我的意志控制，還覺得突然看見不存在的事物等未知現象「很有趣」。

剛開始只是想了解並且弄清楚這個不可思議的現象，而這個想法後來便逐漸茁壯起來。

另一方面，我心中也一直存在一個願望，這個願望無視我的意願，長期在我的內心深處佔據一隅，那就是「希望幻視在病情惡化之前就消失」。

不過，還好就算我再怎麼覺得這樣的情況很丟臉又困擾，我的內心仍然隱約有一部分覺得自己的症狀也是挺有趣的，所以我才能勉強撐下去。

就是不想讓孩子知道這件事

二〇一三年六月，五十歲的我被診斷為路易氏體失智症，開始接受失智症藥物治療，各種症狀逐漸有所改善，幻視的情況也突然消失。只是，自律神經方面的症狀令我出不了汗，有時像是中暑好幾天一樣。我耗費許多心思應付這個狀況，等到我察覺時，才發現已經過了一個月沒有幻視的生活。

某個炎熱的八月夏夜，孩子開車載我一起去購物。

我們在停車場停好車，坐在副駕駛座的我比孩子先下車，自己往前走。

突然間，應該好好停著的汽車竟然朝著我的方向滑行！

停車場的地勢是平坦的，我覺得孩子肯定還打在低速檔，而且也沒拉起手煞車。

「快拉手煞車！」

我對著他大喊，然後急忙跑到駕駛座的那一側，推開一臉錯愕站在原地的孩子，鑽進車裡拉起手煞車。

結果，我發現手煞車早就已拉起……

那瞬間，我才意識到自己做了什麼。

「你是不是熱過頭，腦袋都不清楚了？」

耳邊傳來孩子的聲音，那聲音沉甸甸地壓在我身上。

我看到他那張驚訝又困惑的臉，我心想：「我一定要說點什麼糊弄過去，現在一定要開口說點什麼才行。」但是，我的腦海中只充滿沉重苦悶的烏雲，我意識到自己的大腦已經切換到那時頻繁出現的「無法正常運作的模式」。

一旦進入這種模式，別說是正常思考了，就連平常能做到的事也做不到。

我本來不想讓孩子知道這些，我都努力隱瞞了那麼久……

我感覺自己與現實脫離了，彷彿不存在那裡一樣，呆呆地想：「我現在的表情是什麼樣子呢？應該做出什麼樣的表情才好？」我想，那時的我可能一臉呆滯的樣子吧。

我覺得這是我最後一次因幻視而感到痛苦。

當我跟家人去餐廳吃飯，看到送來的餐點爬滿數十隻蛆的時候，我心裡會想：「為什麼只有我必須看見這種東西！」但我依舊保持沉默，因此身邊的家人並未察覺。

幻視終於不再對我構成威脅了。

詛咒解除，怪物消失了！

「無人駕駛汽車前進事件」發生六天後，發生一件事扭轉了我的認知。那是我第一次詳細地跟人談論了幻視，那個人是NHK的節目《努力試試看GATTEN！》（現改為《GATTEN！》）的製作人K先生。

路易氏體失智症病患家屬會的人告訴我，這個節目第一次製作關於路易氏體失智症的節目內容，希望能夠採訪路易氏體失智症病患。我先前因為身體狀況不佳，未能參加聚會，但仍然與他們保持聯繫。

不過，我那時很擔心自己沒辦法好好接受採訪，因為我的身體狀況經常像是中暑好幾天一樣。儘管如此，我還是非常希望能幫上一點忙，於是下定決心前往約定的地點。因為我認為，如果這樣的熱門節目能夠傳遞正確的資訊，就能讓因為不了解這種疾病而苦痛掙扎的人大幅減少。

製作人是我從未接觸過的職業，所以我以為應該是像電影導演那樣的人物，而出現在我面前的K先生，則是一位穿著休閒服裝的年輕男性。

採訪進入尾聲。K先生早已讀過大量文獻，深入了解這種疾病。他也非常關注現在仍有許多患者因誤診或藥物副作用而飽受折磨的問題。當時，別說是理解病患承受的痛苦，甚至有不少醫療人員根本就不認識這種疾病。K先生的採訪能力令我驚訝，當我得知他費時三個月製作這一集節目時，我更是驚訝不已。我相信這位製作人一定做出劃時代的節目來拯救病患及家屬。

「珍貴資訊的提供者」

我全力以赴講述自己的幻視經歷以及病情。我暫時擱下自己的心情，盡量像個記者一樣傳達出我所經歷的事實。等到我回過神，才發現已經過了好幾個小時。K先生專心地聽我講述，我感受到他對我的尊重，以及他強烈的求知慾。這是我第一次花這麼長的時間單方面講述自己的故事。

我感到震驚，原來我不是「怪人」或是「可憐的病人」，而是一位重要的「資訊提供者」。而且，原來有人願意以肯定的態度興奮地聽我分享我的經歷。

這對我來說是一個震撼的發現，同時也令我欣喜若狂。

接受採訪不久之前，我對丈夫說出我有幻視的事。「你什麼都不說，總是一個人在鑽牛角尖，都發生了什麼事？」他焦慮地問我，我回答：「我常常看到蟲。」然後哭了出來。

丈夫感覺到事情的嚴重性，他有些慌亂，但還是努力告訴我：「那是眼睛的問題，只要去治療的話，應該就會好起來。」我完全理解他這麼說是出於對我的關心，但我深知受病魔纏身的自己與健康的人之間有一道深深的鴻溝，彼此之間根本無法理解。我只感覺到那種無奈和孤獨像是迅速生長的毛根一樣，深深地扎入我的內心深處。

然而，面對眼前這位滿懷真誠以及求知欲的「陌生人」，我卻能滔滔不絕地談論同樣的症狀。我們對彼此而言都是第一次見面的陌生人，卻擁有同樣的目標。

那就是讓更多的人認識這個疾病。

怪物消失了

我內心感到激動。原來這些令我厭惡的症狀在我的口頭分享之下，也能變成對別人有幫助的事情。我才知道這些曾經只有痛苦的負面經歷，對別人而言也能是很有參考價值的事。

「不會有人理解我，沒人能夠理解我」其實是我單方面地錯誤認知。就算有任何阻礙，也不影響我傳達給真心想要理解的人。我甚至能向他們分享我覺得幻視這種奇妙現象很有趣的那種心情。

直到採訪前一天，我還在被發燒及頭痛折磨著，那時鬱鬱寡歡的我就像假的一樣，因為此刻在接受採訪的我異常有活力。我之前總是昏昏欲睡，以為再也無法發揮作用的大腦卻正常地在運作，毫無問題，讓我感覺自己回到生病之前的樣子。

我從未想像過自己有一天能回到這樣的狀態。

我一直認為病魔寄宿在我身體，將我變成漆黑的怪物。我討厭被人看見這副模樣，所以一直不想跟任何人見面。我深信一旦讓旁人知曉我有幻視，就意味我的人生即將結束。

但這個詛咒終於解開了，怪物也突然消失不見了。

幾年後，我再次遇到K先生，他說我看起來很健康，就像變了個人一樣。我自己沒有這樣的感覺跟記憶，不過當時接受訪問的我在別人眼中應該就是個病人的模樣吧。那一陣子遇到的人也都對我說了同樣的話。

比起「給予支持的人」，更像是「誠心請教的人」

我也發現，向完全沒有利害關係的（這次的訪問並沒有報酬）陌生人傾訴是一件非常輕鬆的事情，反而能說出更多無法對家人說出的內容。因為是陌生人，所以無論我說些什麼，對方都不會為了我憂心忡忡或心痛等等。

這樣一來，我就能無所顧忌地自由表達，不必篩選內容。這樣的感覺真的無比輕鬆。因為不僅是心理方面的因素，顧慮別人（同時顧及許多事物）的這種高難度工作，對於功能已經衰退的大腦來說也是一種負擔。

當我全心全力地講述好幾個小時以後，我感到筋疲力盡，但心情就像是脫掉身上的哥吉拉道具服一樣輕鬆。或許我早就應該尋求相關機構，跟別人談一談我的困擾或接受心理諮商。只是當時的我不知道哪裡有這些機構，也沒有那個心情去尋找。而且，就算那時真的有人提供資訊給我，我大概也不會去吧。

你們想像一下，那時的我覺得自己就像一隻怪物。要這樣的我主動尋求幫助是需要鼓起極大的勇氣，還要懷抱著即使忐忑不安也要消滅怪物的那種心情，才能讓我走出家門。光是走進去諮詢機構就會讓我緊張不已，真的到了櫃檯前，我可能連一個字都說不出口吧。即便我終於跨過所有障礙來到諮詢室，但坐在我對面的那個人就是個健康的人，才不像我是個怪物，還沒開始便能感受到儼然分明的上下關係。

然而，製作人Ｋ先生與我見面則是為了透過我的經歷去學習相關知識，是位「來向我請教的人」。他帶著敬意以及求知的好奇心聆聽我經歷的一切，並對我致上深深的謝意。

那時，我感覺自己終於從怪物變回了人類。而且，我一直極力隱藏的幻視症狀竟變成對他人有用的最大優勢。這當然不代表所有問題都一口氣解決了，我的心情依然會隨著病情的變化而起伏波動。

不過那一天，我踏出了邁向改變的第一步。

照進監獄的光

之後，又陸陸續續發生了一些事，改變了我對於這個疾病的認知。

首先，我努力找到了一位患有相同疾病的同齡女性，和她開啟了第一次談話，就像是魯賓遜在無人島上遇見了人類一樣。

其實，我那時甚至不知道有沒有人跟我一樣有這些症狀。只要有人跟我說：「你看起來不像失智症。」我也會開始想：「是不是只有我這麼特殊，是不是別人根本沒有這樣的情況？」但後來我才發現，原來還是有人跟我一樣有這些症狀，也能像我一樣談論這些經歷。

後來，我終於對親近的好友透露我的病情，他們不帶任何偏見，毫無保留地接受了我。

那一刻我覺得自己得到了救贖。長期困擾著我，對於暴露病情的恐懼感以及難以承受的孤獨感，原來只是我自己心中創造的幻影。

書和論文讓我得到救贖

那一陣子，我閱讀了大量關於大腦的書，也仔細研讀過關於病情的專業書籍和論文。「我想知道自己到底發生了什麼事。我想找出方法去對抗那些令人絕望的資訊，也想找到稍微延緩病情惡化的方法。」那是任何人都無法阻止我的迫切需求。

當時，我動不動就會身體不適，就好像有些疾病會常常突然發作一樣。我會突然像發燒時一樣全身無力，頭腦也會變得遲鈍，就連報紙都看不下去。

我看得懂每個字，但我無法理解意思，腦袋一下子就累了，還會覺得頭很痛。

不過，除此以外的時間，我可以上網查閱不熟悉的醫學用語，也可以花時間慢慢地閱讀相關論文。我有時在狀況好的時候連「100－7＝？」的算術也做不出來，卻還是讀得懂論文，對此連我自己都覺得很不可思議。

因為，當我被診斷是失智症時，我還以為這種疾病會讓我所有的腦部功能一起崩壞。

我後來才了解事實跟我想的不一樣，腦部功能的衰退似乎是相當有限的。

我開始慢慢地覺得，這種疾病或許不像診斷我得到失智症的那位醫生所說的那麼令人絕望，也不像有些書上寫的完全無藥可救。

有什麼東西在移動

直到現在，我仍會出現幻視及錯視以外「看到物體在移動」的症狀。一開始注意到這點，正好是在診斷出失智症的不久之前。我動不動就會突然覺得視線邊緣的斜上角有什麼黑色的小東西不經意地在移動。

我很好奇這種現象到底是什麼，也上網去搜尋相關資訊，但我還是找不到這種症狀的名稱。我跟一位有腦瘤的朋友說我的情況，他說：「我也常常這樣。」這種「沒有名字的現象」連當事人都很難知道它是什麼，所以也很少被拿來討論，說不定連專業人士也未必會關注。

後來，這些會移動的物體逐漸進入我的視線中央。例如：廚房牆上的黑色小汙點或白色盤子上的一滴醬油都會突然直線移動大約五公分。不是因為我盯著看，它們才開始移動，而是我的視線範圍內只有那一點突然移動，才吸引了我的注意。

移動很快就會停止，但形狀依然清晰可見，就像在看魔術一樣。

有一次，我坐在藥局裡等待領藥時，我看到窗外的景象就像電車發車時那樣向後流動。我感覺整間藥局瞬間動了起來，彷彿像是電影場景裡的大型佈景。不過，我知道肯定不是這樣。那應該是外面車輛行駛的動態影像造成的錯覺，可是那時候就是反覆發生這樣的情況。

「幻覺症狀竟然有這麼奇妙的現象！」

那是最早讓我覺得有趣大於恐懼的幻覺經歷。

中顳區神經元的故障？

這個找不到名稱的「看起來在動來動去」症狀吸引了我的目光。比起幻視中的那些小蟲子飛來飛去，這種幻覺看到的直線運動就顯得異常簡單。

「我的大腦到底發生了什麼事？」這份熬過漫長冬季才終於萌芽的好奇心，開始渴望著陽光，不斷地成長。後來，我大量閱讀了許多書籍。

有一天，我在池谷裕二的《單純的大腦，複雜的「我」（単純な脳、複雑な「私」，暫譯）》（朝日出版社）中，看到「大腦的中顳區神經元活動時，會將靜止物體判斷成移動物體。」

讀到這段內容時，我激動到跳了起來。

「這就是我！我的問題之一就是出在中顳區神經元的開關！」

我感到興奮不已，就像探險家終於找到尋覓已久的寶藏。

我沒有繼續深入研究中顳區神經元，但我終於靠著自己的力量，理解了這個沒人能為我說明的症狀中的一個機制，我真的高興得就像要飛起來一樣。

當一個從未識字以致看到文字都會自覺羞恥地低下頭來的人，靠著自己的力量學會認字，出生以來終於第一次讀懂文字時，說不定也是這樣的心情吧。

別人看起來或許覺得這沒什麼大不了的。但是，我覺得自己就像靠著自己的雙手奪回了被搶走的人權之一。我不再是那個無能為力的病患。

當時，一旦被診斷為失智症，那個人遇到的所有困難及問題，基本上都會被別人用一句「畢竟他得到了失智症」來總結。無法做簡單的計算問題、突然看不懂地圖、愈來愈不會下廚，甚至不曉得今天是幾月幾日……這些都是我發生過的問題，基本上都會被解釋成「這是因為失智症導致理解力及判斷力下降」。

包括我自己在內，剛被診斷出失智症的病患和家屬根本不具備能反駁這些解釋的知識。就只能默默接受，就算心裡感到不對勁，覺得實際上不是這樣，卻也無力反駁，在被診斷出失智症的同時也失去了自信，遭受沉重的打擊。

每當我讀到「路易氏體失智症從初期就會出現幻視等精神症狀，有明顯的問題行為」這種解釋時，我都會覺得自己像是蒙受冤屈的犯人，被關進不見天日的監牢。而關於中顳區神經元的解釋，則像是一道照進這座監牢的光芒。

幻視並不罕見

我的身體狀況並不穩定，同時精神狀態也起伏不定，這樣的日子持續了好一陣子。

不過，我依然繼續尋找更多的光，了解更多有關幻視的知識。

透過拉馬錢德蘭和布萊克斯利的《腦中魅影》，以及奧利佛・薩克斯的《幻覺》（天下文化）等書籍，我得知一種名為「邦納症候群」的幻視。15％的視覺障礙患者會出現這種症狀，他們即使認知功能或精神狀況正常，也會發生幻視。

閱讀資料時，我發現這些患者說的幻視跟我看到的幻視很像，我們同樣害怕遭受異樣眼光，所以不敢跟別人提起幻視的事。山鳥重的《從大腦看心靈（脳からみた心，暫譯）》（角川學藝出版）也提到類似案例。跟我擁有同樣症狀的人應該比想像的還多，只是我們都不願跟別人提起而已。

我也了解到在某些特定情況下，身體健康的人也很容易出現幻視的情況。

據說在天台宗的修行「千日回峰行」中，修行者如果每天在比叡山中行走四十八公里且持續一千天，就會看到天狗或狐狸等等。也有很多人分享當他們因發生事故或在雪山中遇難，命若懸絲之際，都看過光芒、過世的家人或天使等等。後來，我還看到許多不在危險情況下也看見幻視的分享，例如：持續冥想後，閉著眼也會看見鮮明的幻象、鬼壓床時伴隨幻視或幻聽的現象等等。

這些經歷大多都被當作神祕體驗來談論，但幻視其實並不是那麼少見的現象。

人的大腦似乎天生就有一個會開啟幻視和幻聽的開關。我理解自己的大腦是因為生了病，才會變得更容易誤觸這個開關。

為了消除世人對這個疾病的種種誤解，在我被診斷為路易氏體失智症的第二年，也就是我五十二歲時，我決定公開病情並以真名向社會發聲。煩惱了許久，當我在心中大喊：「從今以後，我要抬頭挺胸活下去！」感覺彷彿有一陣清風撲面而來。

從那時起，我的幻視突然消失，整整有一年多再也沒有出現過。

「言語」是一種人禍

當我替自己找到「幻視是大腦的故障」的答案後，我在心中舉起拳頭，暗暗發誓：「我再也不用害怕幻視，我已經自由了。」

我脫掉怪物的道具服，感覺全身輕盈又柔軟，而且充滿了力量。

我的身體狀況仍然不穩定，有時還是得躺在床上休養，但我覺得自己是健康的。

然而，看著我脫下的那身怪物道服，我覺得真的很不可思議。

「這究竟是怎麼一回事呢？」

改變的只有「言語」而已，我始終還是我自己。

我與某一本漫畫的相遇

披著怪物服生活的那段日子，我一直很害怕自己因為幻覺而被貼上「怪人」的標籤。

我害怕被烙印上這個標記後，是否還能像往常一樣在這個社會裡生存下去……我那時只覺得這個世界肯定變得不一樣，就好像走在暗巷會突然被摀住嘴巴抓走一樣。

那麼，有幻覺的人真的就是「怪人」嗎？

被診斷出路易氏體失智症的第二年，我開始搜尋關於思覺失調症的資料，思覺失調症是一種以幻覺（主要為幻聽）為特徵的疾病。

在那之前，我從未見過思覺失調症的人，也沒遇過思覺失調症患者的家屬（自從我公開病情後，我才遇到不少這樣的人並與他們對話。也有認識多年的朋友向我坦白他的家人其實也是類似的情況）。

提到「思覺失調症患者」，我首先想到的是年輕時讀過的一些古老小說裡的描述。那些小說都在強調這個疾病的恐怖。雖然我知道這種疾病「現今已有藥物可以改善病情」，但我從未接觸過這樣的病人，對這種疾病的陌生程度就像從未去過的國家一樣，沒有任何交集。

一無所知的我最先找到的相關資料，是描述作者與患有思覺失調症的母親一同生活的漫畫書《媽媽生病日記》（中村Ｙｕｋｉ，台視文化）。

作者從家人的角度描寫出患者的症狀表現及經歷，與我之前讀過的醫學解釋完全不同。

竟有這麼多相似之處

更令我驚訝的是，作者在書中描述患有思覺失調症的母親，竟與我有這麼多共同點。

- 思覺失調症是一種全身性疾病，身體狀況會有很大的波動。
- 良好的人際關係安全感會改善症狀，壓力或疲勞則會讓症狀加劇。
- 藥物副作用恐導致病情惡化，適合自己的藥物劑量則能顯著改善病情。
- 大腦功能變差，變得無精打采。
- 有時過度敏感。
- 非常容易覺得疲累，容易變得懶洋洋，甚至需要臥床休息。
- 深知自己的症狀並感到痛苦，容易陷入焦慮或憂鬱。
- 家人也難以理解他們的症狀。
- 生活在一個不得不隱瞞自身病情的社會。

我並未經歷這本書提到的「妄想」症狀，幻聽的內容也不太一樣，我跟作者母親之間的經歷還是有很多的不同。不過，作者母親的困境與我卻又是那麼地相仿。我覺得自己終於遇見了同伴。

當我們縱向區分失智症、精神障礙、高階腦功能障礙、發展障礙等疾病時，很難看出它們之間的聯繫。那時我才意識到，大腦疾病與障礙所帶來的困擾、生活艱難、不被理解，正是橫向串聯起這些疾病的關聯。

疾病和障礙的名稱雖不同，但這些人都與我經歷一樣的痛苦，光知道這一點就讓我有種得到拯救的感覺。從前隱隱作痛的那種「我的痛苦沒人能理解」的心情，雖然實際上只是我的幻想，卻也真的讓我覺得自己孤立無援。人一旦陷入孤立和疏離的泥沼，就難以自行掙脫，必須有人出手才能把我們拉起來。而擁有這份力量的，正是與自己經歷過相同痛苦的人。

解釋失智症時的異樣感

那時的我也面臨到一個全新的問題，那就是我的病情沒辦法劃分在任何一個分類之中。當時，世人漸漸熟悉與認識「失智症」一詞，通常指的都是病情已發展到一定程度的阿茲海默症。

「失智症患者的大腦會萎縮，主要症狀是記憶障礙。」

「失智症患者並無自覺（病識），不知道自己生病。」

「思考與判斷力下降，但仍有好體力，若是徘徊遊走，照顧者會很辛苦。」

我讀到或在電視上聽到這些說明時都會很迷茫，因為我跟他們毫無交集。

假如把某種癌症症狀說成是所有癌症都會有的症狀，或是在電視上反覆播放癌症患者病重的身影，企圖讓大家都知道這就是罹癌的樣子，那麼大家肯定會感覺不對勁。

但是，大部分關於失智症的症狀說明都是武斷且片面的，助長了大眾對於失智症的偏見，大家卻還是理所當然地這樣說明失智症。

被診斷為路易氏體失智症時，我也毫不懷疑自己是「失智症患者」。我並未像阿茲海默症患者那樣發生記憶障礙，但注意力障礙等認知功能下降仍對日常生活造成影響，也讓我失去了工作。

那時，我一直覺得儘管現在只是初期，但我的病情還是會像書上寫的那樣迅速惡化，我會在十年內衰弱、死亡。

專家寫的這些解釋根本沒考慮到病患在閱讀時的感受，對他們而言無疑是致命的武器。

因為，這些不帶任何希望的說明只會加深病患心中的絕望。

你真的是失智症嗎？

然而，隨著時光的流逝，我漸漸意識到這些解釋是不對的。

那時，別人介紹我接受某家電視台的匿名採訪。在採訪過程中，對方一臉驚訝地不斷跟我說同一句話：「你看起來真的不像失智症。」

拍攝結束後，他們甚至還說：「看不出是失智症的樣子，所以這段畫面可能無法使用。」即使我解釋了路易氏體失智症不同於阿茲海默症的症狀，他們仍然無法理解，反而用疑惑的眼神看著我，就像在說：「這些真的是失智症的症狀嗎？」

路易氏體失智症中的「失智症」三個字令人深感沉重，相關的醫療資訊也令人絕望，曾經讓我一蹶不振。然而，當我決定振作起來訴說自己的事情時，別人卻跟我說：「你又不是失智症。」我發現自己沒有容身之處。

儘管這種類型失智症的發現者（小阪憲司先生）在他的著作中提到「有五分之一的失智症患者是路易氏體失智症」但現實生活中卻仍不斷聽到別人說：「我從沒聽過這種失智症。」

在這樣的環境之下，我只能靠自己找資料以及思考該怎麼解釋自己的病情及症狀，還有該怎麼做才能讓別人理解。我不曉得自己的病情將會如何發展，我只知道如果我想要建立自己的容身之處，不管怎樣我都必須獨自奮鬥。

這不是精神問題，而是大腦的疾病

然而，我的同伴竟然就在我從未想過的地方。

如果別人能跟看待思覺失調症一樣，以「大腦的功能出現障礙」來看待我的病，那就能理解我的病情及症狀，也不會覺得有何矛盾之處。那種無視病情發展狀態，只以「失智症」三個字來說明病情的做法，正是造成誤解的根源。當我理解這一點時，頓時豁然開朗※1。

就像我一直被「失智症」這三個字這樣反覆折騰一樣，《媽媽生病日記》的作者也描述他們被「精神病」這三個字折磨了幾十年都無法好好喘息。

作者提到一位地區生活支援中心的護理師告訴他：「思覺失調症是一種大腦的疾病，是可以治療的！」他才驚覺思覺失調症是「大腦的疾病」。

在他得知自己從小看到大的這種病不是「精神的病」而是「大腦的疾病」的那瞬間，他擺脫了長年的恐懼，後來「終於掌握正確的知識」。他的母親因此恢復健康，重新過著歡笑安穩的生活，並且找回希望。

「生病的緣故讓大腦的功能偶爾出問題」。

這一點不論是思覺失調症患者還是我，都一樣。

但是，思覺失調症患者往往會被認為是「精神出了問題」。

這樣的標籤除了帶來誤解與偏見，還能帶來什麼呢？我知道，正是這些詞語成為冷酷、厚重的鐵壁，把他們隔離在社會之外，不只患者本人，連他們的家人也被逼得走投無路。那份不合理深深地扎入心中，至今仍殘留痕跡。

失智症患者與思覺失調症患者一樣，一直有人說他們「人格崩壞，變成廢人」※2。

外界不懂患有大腦疾病的人發生了什麼事，總是片面決定我們的症狀名稱及解說，我們為此絕望備受折磨，終失去容身之處。

我覺得將我們隔絕於社會之外的，不僅僅是愚蠢的無知與毫無根據的偏見，還有專家冷漠的解釋。這些解釋對患者造成的傷害，比疾病帶來的症狀更加深遠。

我認為這是一場人禍。

既然是人禍，那麼我們就有能力去改變它。

※1……大部分的人都認為「失智症是一種讓人忘東忘西的病」，但「失智症」並不是「病名」。從醫學角度來看，失智症指的是後天發生的各種認知功能障礙而影響日常生活和社會生活的「狀態」。這種「狀態」會因人際關係和生活環境而惡化或改善。引起失智症的疾病據說有七十種以上，而且症狀各異，有些疾病引起的失智症就會像路易氏體失智症一樣，早期並不會出現明顯的記憶障礙。

※2……思覺失調症的發病率約為人口的1%，並非罕見的疾病。相同發病率的疾病還有癲癇。三十歲以上男性的痛風、高齡者的帕金森氏症（與路易氏體失智症為同類型的疾病）、成人的口吃，發病率同樣也是1%。

放不掉的執著

自從我決定公開自己病情的以後，幻視就像打包行李離家出走一樣，一年多來再也沒有出現過。我的身體狀況也已經改善許多，只要不再跟幻視相遇，就不太會強烈意識到自己得到了這種叫做路易氏體失智症的疾病，心情也變得輕鬆許多。

我對未來的事並未抱持樂觀的態度，但我有時還是會希望這樣舒適的日子能繼續下去。那種感覺就像是終於從暴風雨肆虐的海上回到了平靜的港灣，這份靜謐的美好猶如無價之寶。只可惜，好花不常開，好景不常在。

身體狀況與幻視同步的那種體驗

有一天，我得知有位醫師的文章〈這不是路易氏體失智症，是憂鬱症〉印刷出品。我之前曾在網路上看到過不少「這樣的人不可能是失智症患者」的批評言論，卻還是第一次看見這種印刷成品的誹謗。

那篇文章對我的影響直接表現在了身體狀況上，與此同時，原本消失了一年以上的幻視竟然又開始日日出現，我好像又回到了治療前的狀態。

身體狀況的波動一直存在，但之前未曾為像這次如此迅速惡化，我的想法也切換到悲觀的那一邊。曾經的幸運時光彷彿超時，接下來就只能看著病情繼續惡化……

悲觀的想法一旦開啟，身體彷彿變得像石頭一樣沉重。

不過，那時有許多人對我伸出了援手。雖然問題並未完全得到解決，但我的身體狀況很快就有了改善。

我以前就親身感受過壓力會「毒害」身體，讓身體狀況和大腦功能瞬間變差，但這還是第一次同時發生幻視。以前就算身體虛弱、頭腦昏沉，我也不曾出現過幻視，所以我一直以為幻視與身體狀況並無關聯。

為何我無法說出「幻視又出現了」呢

即使身體狀況恢復了，我的幻視也並未完全消失。只是，我發現自己非常抗拒說出「我又出現幻視」這件事。我曾公開露臉並具名極力呼籲社會大眾「幻視並非異常」，然而一想到要跟別人說出「我又出現幻視了」這句話，就怎樣都說不出口。

我的好朋友們聽到我的幻視消失，都真心為我高興。我想是因為他們也曾讀過我的書，對於我與幻視對抗的樣子有著更加深刻的印象。有些病友及家屬看到我的故事以後，也說他們覺得不再那麼絕望，漸漸對未來抱持希望。

要是這時說出我的症狀再度惡化，朋友們會不會傷心難過？那些病友會不會失望？為了給其他病友帶來希望，我才決心公開自己的病情，結果現在又要說出完全相反的情況，這感覺就好像背叛了他們，讓我遲遲猶豫不決。

而且，我也覺得別人願意聽我分享，或許是因為我在那時候並沒有幻覺（幻視、幻聽）。接受採訪時，對方經常跟我確認：「您現在沒有幻覺了，對吧？」假如我回答：「有幻覺。」那麼他們對我的信任感以及態度會不會有所改變呢？

牙一咬就豁出去了

假如我在演講等場合中跟大家說，會不會有人覺得我說的話不可信呢？我會不會再度受到難以想像的誤解及中傷呢？

心中不斷浮現出這些疑慮，擋也擋不了。即使我努力打消這些念頭，告訴自己：「不會發生這些事！」我仍感覺呼吸愈來愈困難，身體愈來愈僵硬。

我知道我跟社會大眾說這些事，一定有人對我說的內容不以為然，但我對於這些言語也感到疲倦了。自我公開病情的這一年來，我多次感受到別人對於幻視的排斥與否定。

我以為自己早已擺脫幻視帶來的各種壓力，原來那只是錯覺。

原來我還是沒辦法跳脫那個膽小的我。

我明白，這時的我不應該再思考下去，就該一不做二不休地豁出去！

我站上講台，對大家說：「我現在仍會出現幻視。」就像在舞台上演戲一樣，我輕描淡寫地說出了這句話。

只要扮演其他角色，我想說的話就不會卡在喉間，順利地從我口中說出。只要說出口，那股壓在喉間的沉重感就會消散。事實上並未發生我害怕的那些事，大家也都以平常心接受我說的話。所謂的不安，都是自己嚇自己的。

不期而至的異物

幻視本身無罪，我也不再那麼恐懼它了。只是在我身體狀況還不錯的時候，不太出現的幻視卻如此頻繁地出現，我的大腦與身體便會感到不適。大腦未如預期運作的時間增加，常常出錯、身體狀況不好，心情也很低落，導致外出的風險變得更大了。我開始猶豫是否該參加某些聚會或出門玩樂。就像有些人在身體虛弱時就會長出帶狀皰疹一樣，「病情惡化」四個字如影隨形，令我感受到尖銳的刺痛。我真的不希望病情更加惡化。

更糟糕的是幻視無法控制、預測與分辨，可謂棘手至極。

有一次，我在乘客較少的有樂町車站的地下室見到一隻快速奔跑的大老鼠。那時我心想：「這是幻視嗎？」只是，當我盯著那隻老鼠時，牠便一溜煙地消失在轉角處。有樂町站真的有老鼠嗎？我心裡覺得很疑惑，但我從未見過會奔跑的幻視，所以我說服自己那一定是真的老鼠。

不過，當我把這件事告訴朋友時，朋友卻說：「什麼～那是幻視吧？」。我覺得有樂町車站那麼大，就算跑出一、兩隻老鼠也不足為奇，然而我卻無法證明確認那到底是不是真的老鼠。

我那時突然意識到，我們這些病患的證詞竟然如此地不具任何優勢（朋友曾建議用拍照的方式確認那是幻視還是實物，可是那些幻視都跟交通事故一樣突然發生，如果不是像裝設行車紀錄器那樣隨時錄影，執行起來還是有難度的）。

外界與內部的控制

我曾經想過，也許總有一天我也會跟某位病情早已惡化的病友一樣，將自己見到的一切幻視都視為現實，餘生都活在被幻視包圍的世界裡。

我覺得自己很矛盾，一方面想著：「就算這樣也無妨。」想讓別人看看坦然接受一切的我，卻又想著：「不行，我的世界由我掌握，我才是自己的主宰。」想讓別人見識我的厲害。儘管幻視打從一開始就不受我的控制……

人活到了五十五歲以後，就算是健康的人也會開始面臨各種身體機能的衰退。我與父母都在變老，愈來愈能夠體認到老化也是我們無法掌控的事。儘管每個人都注定必會衰老，我卻覺得老化就像個突如其來的外來者，我完全不曉得該如何面對它。

就算大腦跟身體的功能衰退了，我還是希望自己能夠繼續做自己的主宰。我的這份執著最後將會何去何從呢？當我看到有些病友放手不再掌控自己的人生，依賴著他人過生活，我都會覺得自己也好想要像他們一樣。

我想怎麼做？

「樋口小姐，您希望得到怎樣的照護呢？」

某次演講，台下有人問了這個問題。我努力在腦海中想像病情惡化的自己，結果什麼答案都想不出來，全身僵硬不已。

我不自然地沉默許久以後，終於回答：「我不想去思考這個問題。」然後，我看見對方一臉困惑的樣子。

我竟然就這麼簡單地在這麼多人的面前暴露出自己的真實面貌啊。即使我戴上這頂貝雷帽還有這條橘色（失智症的啟蒙色）絲巾，想展現出不同於平時的自己，仍然無法掩蓋住真實的我。

我一直覺得自己在某些事物之間拉扯著，覺得自己無法成為任何人。

今天，又有一隻蟲子在我的眼前飛舞，彷彿是在考驗這個舉棋不定的我。

我每天都重新盯著那隻蟲子，心想：「嗯……我想怎麼做呢？」

III

在時間與空間中徘徊

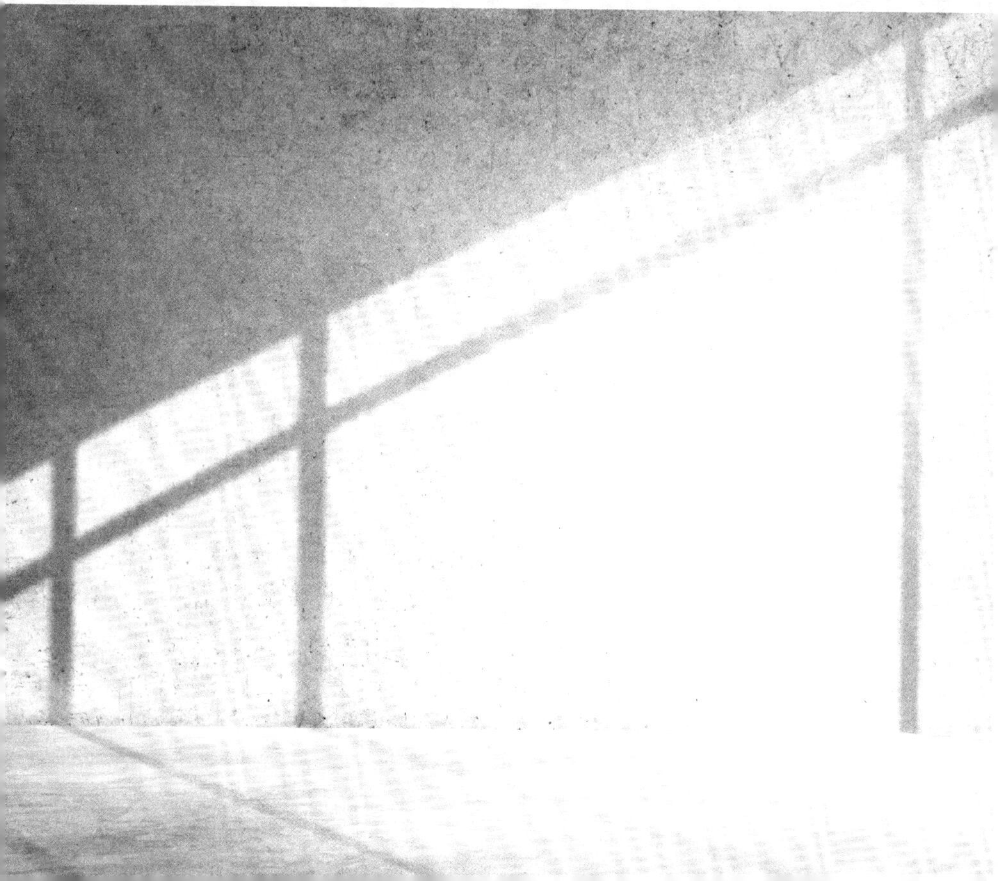

即使我迷失了時間

有段時間，我的狀態變得非常好，也不再出現幻視。我真的非常高興，並在當時出版的著作寫下「症狀幾乎都消失了」。或許是因為這樣，後來好幾年都有人問我：「你的認知功能沒有變差吧？」而我經常不知道該說什麼。

現在，我覺得日常生活中最讓我困擾的症狀，是一種沒有特定名稱，並且相當特殊的「記憶障礙」，沒辦法用三言兩語就解釋得清楚。這種症狀跟時間有關，連專門研究失智症的醫生也驚訝地表示從未聽過這種情況。

只有跟時間有關聯時才會出現

我的許多症狀都跟幻視一樣，時有時無。然而，只有一個症狀我從未感覺它消失過，那就是伴隨著嗅覺衰退與時間感變差的記憶障礙。

時間感變差的情況與阿茲海默症的病友很相似。我每天早上起床都要先看電子時鐘，才能確定今天是幾月幾日星期幾。接著察看寫上預定行程的日曆，確認今天是什麼日子、有什麼安排。沒有工作的我其實沒什麼事要忙，但像是「跟朋友見面」或「要丟不可燃垃圾」等例行公事都得靠日曆才行。不看日曆的話，我也不曉得今天是本週的開始或結束、是月初還是月底。

雖然早上確認後很快就會忘記，但這麼多年都是如此，所以我不覺得有什麼奇怪，並未感到困擾。只有在填資料或確認商品製造日期時才會覺得稍微不便，不過這時拿出手機看日期就沒事了。只是，當我在別人面前說不出現在是幾月時，我還是有些慌張，只能靠最近看過的事物來推測現在的月份。

一位醫療相關工作的人告訴我：「你這是失智症的定向感障礙。」但我困擾的問題跟定向感障礙不同，這問題只有跟時間有關聯時才會出現。

我沒有勾起記憶的繩索

我沒有關於時間的遠近感及距離感。不論是下週、下個月還是半年後，我的感知無法分辨出它們在時間上的差異。「過去」也一樣，我當然知道它的意思，但我無法感受它。我沒辦法判斷現在要過多久才會到下週、下個月。

就像即使知道某個從未看過的水果叫什麼，也無法想像它的大小、重量、觸感、味道與氣味一樣，我無法感受到原本應該從過去延續到未來的那段時間。

對我來說，用來表示時間的那些詞語都沒有意義了。

思考時間的流逝時，我覺得自己好像獨自站在濃霧中。應該連接到前方的未來以及應該存在於後方的過去全都被濃霧籠罩，讓我看不清。我雖然知道它們就「存在」於濃霧之中，但我沒辦法靠自己看到過去發生的事和未來的計劃，甚至感受不到它們的存在。

我總像個迷途之人，沒有人能讓我依靠。

我聽人家說，時間是一條長長的繩子，繩子上掛滿了名為回憶的照片。只要把繩子拉過來，那些照片就會來到你的手邊。繩子上頭有時間刻度，人們可以瞬間找到自己想找的刻度，隨心所欲地提取自己所需的記憶（雖然繩子上的刻度愈遠，記憶就模糊）。

可是，我沒有那條繩子。

當我突然回想起過去發生的某件事，心想：「那是什麼時候發生的事呢？」時，我會回憶起當時的對話、服裝、風景、食物等。我只能從這些線索推測出季節，依然不曉得確切的月份，也無法確定是幾年前發生的事。

只要看一下我寫在手帳本裡的關鍵字，我就能詳細地回憶起那件事。但假如我不去翻手帳本或日記本，或是沒有透過跟別人談話、偶然的機會回想起來的話，過去的那些事情感覺就像是根本不曾存在過一樣。它們並不是消失，也不是無法回想起來，是必須把這些存在於濃霧之中的記憶拉出來，否則我根本看不到它們在哪裡。我也嘗試過把之前發生過的重大事件寫在筆記本上，並且按照時間整理好先後順序，只不過執行起來有點困難，所以最後還是放棄了。

支撐著我的事物

即便如此，我唯一能真實感受到並且掌握的還有「現在」。就算不知今天是幾月幾日星期幾、是月初還是月底，但「現在」確實存在於此，我也確實存在於此。我曾有一段時間都是這麼想的，但這種感覺似乎也開始慢慢地模糊了。

我無法展望看不見的未來，覺得難以描繪未來的夢想或制定計劃。我沒辦法分配時間，也無法預測身體狀況的變化，所以我現在過著非常簡單的生活（同時做好幾件事會讓我混亂），只專心做眼前的一件事（主要是寫作）。完成這一件事後，才會專注做下一件事。我就只是這麼做，也這樣過了好幾年。不過，由於我的大腦撐不了太久，所以能寫的字數也很有限。

我不知道自己到底是什麼樣的人，也不知道未來究竟會如何。不過，眼前仍然有我需要做的工作，我仍能夠全力以赴去做這份工作。這件事支撐著我並為我注入力量。

寫作讓我生病的大腦振作起來，喚醒沉睡的細胞，讓細胞全力運轉。

在《KANKAN！》連載的兩年半裡，我決定「每週七天都要在早上專心寫稿」。因為我在低氣壓的時候，大腦和身體都會不舒服，所以寫得並不順利；就算頭腦和身體的狀況還不錯，太專注思考也很容易引起頭痛，腦袋就會像脹起來一樣感覺很不對勁，無法繼續運轉。

每當這種時候，我就會出門散步，讓大腦休息一下。「嫩葉原來是這麼美的嗎……」我每天都為此驚訝，綻放的花朵則不斷變化，季節也在悄悄流轉。

我雖失去了時間的感知能力，但草花和樹木依然記得，每天默默地提醒我。

既然如此，我就繼續這樣活下去吧。我一邊想著，一邊走在春風之中。

走出埋著戒指的沙漠！

最早注意到我的時間距離感出現異常，是在我被診斷出路易氏體失智症以後。那時，我想剪下報紙上的某篇文章。我知道那篇文章是「最近」刊登的，卻回想不起具體的時間，於是我從七天、六天、五天前的報紙開始翻找，一直翻到前一天的報紙才找到。

這時，我才意識到我的時間感出現了異常。

不過，在被診斷出路易氏體失智症之後的那幾年，其實這個問題也沒有那麼讓我覺得不方便。待在家裡不外出工作的生活，甚至連手帳本都用不著。

直到有一年，我驚覺自己竟然一點都不覺得今年的十二月過得很忙碌。之前，每年的十二月初到跨年的這段時間都會讓我有種被事情追著跑的感覺。

之後的第二年，不論是跨年夜還是元旦，我都覺得跟平日沒什麼不同。

我沒有那種時間又過了一年的感慨，心想：「今年究竟是怎麼過的呢？」然後試著從一月開始回顧這一整年的事情，卻完全想不起來一月至三月發生了什麼事。

我頓時感到一陣寒意，不敢再繼續回想下去。

「這是不是記憶障礙？」

在那之前，我都一直放心地以為自己「只是時間感變得有點奇怪，但記憶都沒有問題，所以應該沒有記憶障礙的症狀」。

我之前做過好幾次認知功能檢查，每次都能記住自己剛才在手機上看到的日期，所以關於日期的回答都正確。回答得比較辛苦一點的問題就只有「100－7」之類的減法，而像是關於「櫻花、貓、火車」之類的問題跟答案，我全部都記得起來。

像在沙漠中尋找戒指

我的大腦功能會跟我的身體狀況同步，只要身體狀況不好，大腦也無法正常運作。

儘管如此，我這麼多年都不覺得自己的記憶力比別人差。

除非對方問我：「那是什麼時候發生的事？」不然其實沒有任何人（家人除外）會發現我的記憶力出現了問題。

只是，我記不起來自己的行程安排。就像有人說戒指或金幣埋在沙漠的哪裡，你也記不住確切位置一樣，不論是這週、下週還是下個月，我都記不得何時安排了什麼事。日期的數字如同無意義的符號，我無法理解，記了也是轉頭就忘。就像活在常夏之國一樣，七月一日和十二月一日並無區別。

有時剛好每個星期都安排了重要的事，那個月的行程管理就會變得很困難。不論是每一件事的時間前後關係，還是與其相關的事務處理進度，全部都混在一起。沒有人能代替我處理這些事，所以我只能靠自己。為了避免出錯，我嘗試製作工作進度表，也試過其他方法，但成效都不佳。我總是混亂不已，感到焦慮不安，覺得自己筋疲力盡。

家人也常疑惑：「（明明一週只做一件事）是什麼事那麼難做？」對現在的我來說，每週工作五天、同時處理許多事的人簡直就是超人。

靠紙條與廚房計時器來自保

之前有兩次外出，我在準備時都以為時間還算充裕，結果最後卻遲到了。後來，我便開始將出門之前要做的事詳細寫在紙上，並列出搭車時間、出門時間、鎖門時間、開始準備的時間等等，然後根據這張提示表進行準備。

不這麼做的話，我在回推準備時間的時候就會出錯，白白浪費許多時間。

某天，我又遲到了，但我完全不曉得為何會這樣。我明明準時搭上那班車，中途也沒有迷路，順利到達目的地，但時間就像是被悄悄偷走了一樣。

我在計數時間這方面經常出錯，常把晚上六（十八）點誤認為八點，或是搞錯某件事開始的時間等等。對我來說，就連五十分鐘後是幾點幾分的計算也很困難。

參加活動演講時，我一定會帶著一個大大的廚房計時器。開始演講時，我就會按下計時器的開始鍵，確認自己已經講了幾分鐘。而且，我不能使用倒數計時器，倒數計時會讓我的腦袋感到混亂，反而無法掌握時間。

有一次我忘記帶廚房計時器，讓我傷透腦筋。雖然對方表示為我安排四十分鐘的演講時間，從十三時十分開始演講，但我在演講時看著時鐘，只覺得自己根本看不懂。後來，我開始列準備物品清單，確定該帶的東西都帶。

要勇敢說出「我有困難」

一直以來，我都覺得自己必須在別人面前表現得很堅強，別人交辦的事情也必須做到完美無缺才行，但我現在發現那麼做很危險又不自然，就像一個眼睛看不到的人卻假裝自己看得見，還用力地往前跑一樣。

其實我並未刻意對別人隱瞞我有時間感的問題。只是這種症狀不容易讓人理解，所以我也不想花時間去解釋，基本上沒跟別人聊過這個問題。只是，愈來愈常有人跟我說：「除了幻視跟自律神經方面的症狀，你好像沒有其他困擾呢。」我才發現自己好像掐住了自己的脖子。

說出「我有困難」需要很大的勇氣。即使用盡全力說出口，也會聽到別人做出「這樣的困難我也遇過啊」或是「你看起來不像啊」等等的回應。甚至曾經有醫療相關人士只憑我的外表做出「你應該沒有問題」的片面判斷。

就算我傾盡全力專注，我還是偶爾會出錯。只要我做出奇怪的舉動，就算我自己不覺得哪裡奇怪，旁人的反應也會讓我明白我做出了奇怪的舉動。

就算他們沒有明說，不，正是因為他們什麼都沒說，才讓我覺得更難受。

我曾聽一位因為生病而一步步失去聽力的病友說：「沒辦法完全聽清楚的重聽時期比完全聽不見時更加讓人痛苦。」

人生並不會因為做得到的事遠遠多過於做不到的事就比較輕鬆。年輕時得到大腦方面的疾病，屢屢在工作中出錯，陷入走投無路的困境，這種痛苦真的令人心力交瘁。

大腦就算生病了，出現一些障礙，我們還是能繼續工作，我若能收集並且將這些技巧及智慧分享出去，跟我有一樣的人一定會輕鬆許多吧。慢慢地也有愈來愈多病友參考了這些方法，繼續工作下去。

用美麗的線編織的時間

時間感變差帶來的影響，不僅僅是造成特殊的記憶障礙，更是改變了我的性情。

我跟許久不見的朋友約好見面。傳訊息時，她說：「再三個星期就要見面了，我好期待！」比起見面的喜悅，我感受到更多的是焦慮不安。跟朋友見面當然值得開心，只是，突如其來的「三個星期」四個字佔據我的腦袋。

「咦？再三個星期？三個星期是多久？」

我的大腦感到焦慮、困惑，根本無法描繪出與朋友久別重逢時的畫面。

就算我告訴自己別去管還有多久才是三個星期，單純去想像重逢時的畫面就好，我還是很難做到。我感覺自己想盡力描繪出濃霧中的未來，卻還是無法建構出具體的畫面。彷彿在一張透明的畫布上作畫一樣，我無從下手。

「是什麼時候發生了那件事？」當我試圖回想過去的事，我都會覺得大腦像是被狠狠揪住一般，只有不舒服及痛苦，令我疲憊不堪。想像未來時雖無那股壓迫感，但我自己也無法理解為何這麼不順，卻又無計可施，就像在做一道無解的方程式一樣。這樣的日子讓我產生不了生氣勃勃的情感。隨著病情的惡化，我的情感也變得毫無起伏，這個事實曾嚇得我面無血色。

為何分別時不覺得難過呢

後來，即便細心的朋友提醒「還有半個月」、「還有一星期」，我仍完全感受不到「見面的日子愈來愈近」的感覺。直到約定的前一天早上看了日曆，我的心情才會開始激動，心想：「哇！就是明天，日子真快！」（我每天都會看日曆，卻經常感到驚訝「明天是這個月的最後一天啦！」或「是新的月分啊！」）

然而，真正見面的那一天，我卻完全沒有「哇，好久不見！」的感覺。我當然很高興跟朋友見面，但如果對方跟我說：「我們前陣子才見過面呢。」我大概也會直接相信吧。以前跟知心老友久別重逢的那一刻，我才會有種光陰似箭的感覺。而現在不管跟誰碰面，我都會有這樣的感覺。

別人跟我告別時，我也不再感到寂寞難過。因為，我的腦袋不會去想距離下一次見面還有多長的時間。那個曾害怕與人離別的我早已不復存在。知道我以前與人分離時都會難過的朋友一定會覺得現在的我很奇怪吧。

我的時間不像時鐘一樣在走動

現在，偶爾我會回想起某個特定的對象，但我想不起來上次與對方見面是什麼時候。即使我與對方好幾年都未曾見面，我卻不會覺得我們許久未見。感覺現在的心情跟上次見面時並沒有任何區別。

我不太會出現「許久未見而與對方生疏」的感覺，也沒有「好久不能見面，好難過」的感覺。尤其是跟我親近的人，我都覺得才剛見過面而已。

這種感覺，有點像是我對於英年早逝的朋友抱持的那種情感。在朋友離世約十年後，我開始覺得生死對我來說似乎沒有那麼重要。我跟許多的好朋友也有十年左右未曾見面，而我每年都會回想起的那位故友，對我而言似乎比這些朋友更親近。這裡存在著不同於時鐘上的時間。

我曾認為「時間與記憶」的關係就像是「繩子和照片」一樣。

可是，當我繼續這麼想，我便意識到時間並非直線流動，也不是往同一個方向流動的。人類的時間無法與記憶分開。它就像無數根細線相互交織，錯綜複雜地連接在一起，形成一張無邊無際的網子。這張網子會延伸、縮短、扭曲、彎形，不斷地產生新的聯繫，看起來就像個生物一樣，一直不斷地在變化。

從出生到死亡的這段時光，是我所擁有短暫而有限的時間。

不過，我的這段時間會跟無數人的時間形成複雜的交織，即便我的時間結束，這張網依然會繼續延伸，連綿不絕。

就像被濃霧壟罩一樣，大腦的故障導致我看不清這張時間網。不過，我覺得這張網應該是安全的。假如我認為「看不見時間線會很麻煩，會發生讓我困擾的事情」，我就會感到焦慮及不安。不過，既然我的時間線是跟包含已逝故友在內的無數人、事、物（即使我的意識未浮現這些人事物）連在一起的，那麼我應該就不會發生像是從網上掉下來這樣可怕的事情。我只要把自己交託給這張網，便能安然無恙。

「忘記」跟記憶障礙不一樣

我的朋友丹野智文先生患有年輕型阿茲海默症，他曾跟我分享過他的故事。丹野先生並不是所有的事情都會忘記，只是有一天早上，他竟忘記自己手上這杯咖啡是他自己泡的，還對妻子說謝謝。

「不客氣。不過，這其實是你自己泡的咖啡呢。」

妻子天真地笑著回應，丹野先生也跟著笑了出來。

其實，我也有過類似的經歷。

那天，丈夫很晚才回家，見他到家，我急忙幫他把晚餐的飯菜加熱。

當我在整理餐桌時，微波爐響了。當時，我以為是丈夫自行把一道菜放進微波爐加熱，便對他說：「謝謝你。」結果他回答：「嗯？不是我呀。」

「誰都有可能忘記自己下意識做的事情啊。」丈夫這麼說。

我不同意他的說法，應該是他自己忘記了才對，而他也否認我說的。

那時，我認為記憶障礙和「忘記」是不同的。記憶障礙並不是「忘記」了，而是那段「時間」根本就不存在，就像剪掉了一部分的電影膠片一樣。

我的情況並不是那種「不太清楚是否發生過這件事」，而是可以斬釘截口地告訴別人：「絕對不曾發生過那件事！」的狀況。

我的狀況無法用一般人的「忘記」標準來衡量。

多說幾遍就不會忘、努力一點就不會忘、激勵自己一下就會記起來……這些都無法成立。

然而，在大多數情況下，周圍的人都會把責任推給那些被悄悄偷走時間的「受害者」身上，將他們視為「加害者」。

他們所有的傾訴都會被當作「症狀」，被貼上「沒有病識感」的標籤。

美麗的修復作業

我之前說過「將自己交付給這張時間的網就能安然無恙」，但如果是阿茲海默症的話，這張網便會日復一日地產生無數的小洞，可就說不出這麼輕鬆的話。

患者的那份困惑、不便和不安遠超過我們的想像（不過，我的朋友雖得到年輕型阿茲海默症，仍靠著筆記和紙條繼續工作和演講）。

有些病情加重的阿茲海默症高齡患者，則會像進行了一趟時光之旅一樣，重返年輕時的自己，回到過去的歲月。我曾看過一則影片，一位九十多歲的老婦人（路易氏體失智症患者）進行胃造口手術並接受適當的藥物治療後，從臨終期的狀態奇蹟般地回復，她清楚地說：「我想回家，想回家幫媽媽的忙。」看到這則影片時，我覺得我的心被緊緊攥住。當我看著這位「二十歲」的老太太談起初戀時的那份嬌羞模樣，我覺得人類這種生物真是神奇又美麗。

當記憶網的孔洞擴大，危機一步步逼近時，那些最遙遠卻也最美麗的線（時間與記憶）便悄悄地匯集，就像是在修補這些漏洞一樣。

當我誤入異界時

這個情況總是來得令我措手不及。

身體狀況很好，心情也很好，天氣也不是會讓身體跟頭腦容易消沉萎靡的雨天。在這平凡無奇的日子裡，它卻像突然砸在頭上的太空梭那樣地出現。

我無法悠閒散步的理由

多年來，我每隔一個月就要去一趟醫院報到。那天，我一如往常地朝著醫院的方向前進。「經過麵包店要左轉」是我每次都會有意識地確認的記號。

自從我開始覺得自己的方向感以及認路能力無法信任以後，我就養成了在路口轉彎時記下路標的習慣。每次只要轉彎，我就會記下那裡有什麼東西，像是：「看到右手邊有超商就右轉」之類的。

只要加以留意，把這些路標記起來並不是什麼難事。只要能回想起這些路標，回程的路上就不必煩惱什麼。

只是，若我未加以留心注意，這些事物就不會形成我的記憶。所以，現在的我才沒辦法悠閒地走在路上。走在不熟悉的地方時，就算只是一直往前走的路，我還是會東張西望地觀察，試著記住周圍的景象。但如果有人帶著我一起走，我就完全不必這麼做，讓我不禁想驚呼：「這真是太輕鬆了！」

有人說：「失智症的人容易累。」我也是一樣，非常容易疲累。我覺得主要是因為我的症狀當中還有別人沒有的自律神經症狀。不過，我也覺得腦袋不停持續運作以補償喪失的功能，或許也是我們容易疲累的原因之一。

第一次的神祕旅行

回到剛才說我要去醫院的路上「看到麵包店就左轉」的事。那條窄路的路口貼著好幾張熟悉的紅色選舉海報，不過前方的房子卻是我不認識的。

「咦？兩個月內就蓋好新房子嗎？上次來的時候就在蓋了嗎？」

我想不起上次是否看過建築工程，繼續往前走還是覺得景色不對。

「我好像沒看過這裡的每一棟房子，這附近應該有間米店的，為什麼？」

我開始覺得焦慮，心想自己是不是又出了什麼不明原因的錯誤。

「可是，我真的是在有麵包店的路口左轉，應該不會走錯路。」

熟悉的房子並未出現，我愈往前走，就愈覺疑惑而且愈沒自信。這時，眼前出現從未見過的荒涼景象。或許是陰天的關係，我感覺天空突然暗了下來。

「不對！我沒走過這條路。」

我驚覺有誤的那瞬間，也感到一陣寒意。

「究竟在哪裡搞錯了？我是不是在別的路口左轉？為什麼我會搞錯？是因為我分心了嗎？不，不可能。麵包店換位置了嗎？整棟房子都換位置？這也不可能。」

我認真地思考各種可能性，一邊往回走到剛才那個三叉路口，這時眼前再次出現麵包店，顯示我剛才走的這條路真的沒錯。

「這是什麼情況？是症狀嗎？有這種症狀嗎？」

我帶著難以相信的心情再走一次剛才走過的那條路。那條路是我熟悉的那條路，與剛才覺得陌生至極的景色完全不同，眼前所見的皆是我熟悉的街景，走到底就是我要去的醫院。這是我第一次發生這樣的事。

大地突然搖晃，世界都變了

有人說：「那應該只是搞錯了吧？」朋友也常說：「我也發生過同樣的情況喔。」有時，我自己也無法確定哪些情況是五十多歲的中年人可能會出現的健忘跟誤會，哪些情況又是路易氏體失智症特有的注意力障礙或其他症狀。只是，有些連我自己都難以理解的誤會或錯誤，時不時就會毫無預兆地出現在我的生活。

這並不是我第一次突然無法分辨自己所在的位置。以前也發生過好幾次這樣的情況，無法分辨的原因不只一個，「分辨不出的情況」也千奇百怪。

有一次，我打算去附近的圖書館，當我轉過某個路口的那一刻，儘管周圍的景象一如往常，我卻完全無法知道自己在哪裡。

「圖書館在哪裡？這條路會通到哪裡？這個城市到底發生了什麼事情？」

這座城市的地圖完全從我的腦袋消失了。我慌張地張望四周，景色一如往常，卻好像又有點不同。眼前的景象有些怪異，彷彿時空扭曲了，又好像是進入了異次元世界……

我不覺得自己頭暈，腦袋卻有種搖搖晃晃的感覺。

到剛才為止還確實存在的世界突然消失了。我完全不曉得自己現在所處的世界、空間來自何處？為何會存在？我愣在原地，無法動彈。

感覺不到自己所處的世界是真實存在的世界時，就連自己的存在也會開始動搖，變得不確定。

這就像是安穩的大地突然瘋狂地開始晃動的一樣。

那種感覺好像持續了很長一段時間，但實際上只不過是幾秒鐘的事而已。那個異界迅速地恢復成原本的街道，彷彿什麼事都沒發生過地存在於那裡。我還是平安無事地抵達了圖書館，也順利回到家。

當地圖不再是地圖時

最早發生這種情況且發生頻率逐年增加，是我突然無法理解地圖的時候。

有一次，我和朋友約好在銀座碰面，當時我一個人走在某一條小路上。我第一次走那條路，不過我手上拿著一張地圖，所以很順利地走到那間店的附近。「好，接著要右轉。」轉彎的那一刻，我突然不知道自己現在在地圖上的哪個位置，也不知道自己從哪個方向、走哪一條路來的。

「這不可能吧！我明明一直照著這張地圖走過來，冷靜下來！」

我盯著地圖看，覺得這張地圖的地點像是我從未看過的地方。這張地圖跟我眼前的景象完全不一致。

「我到底在哪裡？」

這是我第一次經歷這種情況。我心想：「我認不得路，我找不到那家店……」我以為是病情加重了。我感到無助、害怕與難過，好想蹲下來哭。可是，我蹲下來哭也於事無補。

於是我打起精神，請路過的人幫我看看地圖，告訴我該如何走，最後才順利抵達那間店。

以前的我比現在更看得懂地圖，但就算是那時候的我，若是把地圖旋轉一百八十度，也經常完全看不懂地圖上的方向跟位置。我的腦袋做不到將圖像顛倒過來的這種初級旋轉技能。這時，我若是愈急著想看懂地圖，腦袋就會愈混亂。我感覺自己像是一隻被丟棄在風雨之中的小狗。

靠著智慧型手機＋別人的幫忙

某次聚會，主辦人傳了一張簡單的交通地圖給我。當我走出地鐵站，我發現這張地圖的方向是上下顛倒的，我趕緊把智慧型手機轉個方向，可是畫面卻像不倒翁一樣，又轉回了原來的方向。

我的心跳加速，心想：「我又要迷失方向了！」但我馬上告訴自己：「冷靜，你沒問題的。」但光是地圖上下顛倒就已經讓我慌了手腳。「沒問題，不難的，地圖翻轉一百八十度，所以地圖右轉的地方應該要左轉，左轉的話就是這條路。」但眼前的景象和地圖完全不符，我沒辦法相信自己的判斷能力，最後還是要向路人詢問。

不過，三不五時跟人問路以後，我才發現原來這世界上有這麼多樂於助人的人。有些年輕上班族也不太清楚我要去的地方，但他們還是會立即拿出手機幫我看看要怎麼走，還有一位好心的女生曾陪我一起走到目的地的附近，熱心地幫我指路。

我心想：「其實，失去方向感也不全然是壞事。」

現在，我每一次外出一定都會使用智慧型手機的地圖功能。而且，我還會先在家裡查好目的地的地址，並且輸入地圖。

智慧型手機對於大腦出現功能障礙的人來說實在是一個好幫手。地圖應用程式會用圓形標記顯示出我在地圖上的位置，真是太神奇了。

手機的地圖有時候還是會讓我搞不清楚方向，不過也不是什麼問題。這時只要走個十公尺左右，地圖上用來顯示我的位置的那顆藍色圓圈就會移動，我只要比對方向與目的地的標誌，我就會知道自己應該往前後左右的哪個方向前進了。

智慧型手機的地圖功能很複雜，我只會使用最基本的功能，還有很多更方便的功能都還沒學會。即便如此，我只要確認藍色圓圈確實往目的地的標誌靠近，偶爾向熱心的路人問路，我就可以自己一個人到達任何地方。不過，唯獨大型車站內要另當別論，不論我怎麼看手機地圖，我還是不知道自己的位置。從離開車廂到離開車站的這條漫長之路，我都要不停地向人問路。

不論是不依賴任何人的幫助就以最短的時間到達目的地，還是依賴手機加上其他人的幫助才抵達，只要最後能達到我的目的地，對我來說都是一樣。

外出就要穿上戰鬥服

「試著把腦袋中的地圖轉方向，卻經常失敗」。

我腦袋的這個小故障，後來竟引發了意想不到的發展與發現。

有一次，我在車站內看著某個方向箭頭，心想：「為什麼要指天花板呢？」

誰要去天花板？為什麼要去？要怎麼去？

我覺得很奇怪，於是停下來思考。

「我們根本不可能去天花板啊。這個箭頭到底代表什麼意思？」

我開始回想以前是否看過這樣的箭頭。

「啊！對了！這個箭頭是要轉九十度，意思是往前直行！」

那一刻，我意識到我們的大腦長年以來都默默且迅速地執行著這些操作。

「原來大腦一直在做這些事！」

我很感動大腦做的這些工作，也覺得這個發現令我興奮不已。

新症狀的出現仍帶給我很大的衝擊，不過我也很驚訝大腦原來有這樣的功能，這個發現也讓我覺得很開心。我們都是在大腦的某項功能停止運作後才會發現原來有這項功能。

就這個意義而言，大腦的功能出現障礙的人對於大腦的研究應該更有貢獻。

若能為大腦的研究提供我的微薄之力，我肯定會很開心。

箭頭是我的天敵

我至今仍覺得直行箭頭看起來是指向天花板。不過，既然知道「指天花板的箭頭＝直行」，我就不會覺得困擾。指右邊和左邊的箭頭也不是問題。

讓我比較困擾的是斜箭頭或轉彎箭頭。我知道這些箭頭同樣往前轉九十度就沒問題，但動線複雜的車站裡有許多通道和箭頭，我怎麼做都無法將這些通道與箭頭連接起來，在人潮擁擠、商店林立的通道更是如此。如果通道上的人潮跟商店都消失，我肯定能判斷出來。不過，在我自己還沒想到頭昏腦脹之前，我都會盡快向別人問路。

與其強行在平面上畫出立體空間，也許可以改成在地板上畫箭頭，或在通道中央設置一根柱子並裝上指向四面八方的立體箭頭，不是比較好嗎？而且，對於有視覺障礙的人來說，這樣也許更容易方便理解吧。

現在，箭頭可說是我的天敵。走在大車站內，數不清的箭頭就像不和諧的音符一樣圍繞著我。在體力尚存的「去程」還勉強能接受這些箭頭，但是當我辦完事，拖著疲憊的身軀返家時，這些大車站就容易讓我的大腦出現狀況。我會突然對聲音很敏感、身體不適，甚至意識渙散，必須特別小心才行。

在永田町車站被箭頭吞沒

不只箭頭，之前也發生過所有的指示標誌都變了一個模樣的情況。

有一天，我在地下鐵的永田町站下車，準備從有樂町線轉乘半藏門線。這個車站有三條地下鐵線經過，還有通往其他車站的連接通道。我對這個車站已經非常熟悉，轉乘並不困難。

然而，我那天卻在永田町站迷路。

我像往常一樣下車並搭上月台尾端的手扶梯，再走到大廳。

當我抬頭看著車站指示標誌，所有的箭頭、文字、圓形彩色標誌等指示標誌就好像無數支箭一樣，瞬間刺向我的眼睛。所有的指示標誌帶著同樣的力道及重量，不由分說地湧入我的視野。

我知道那些都是指示標誌，但我被這股力道及重量完全擊倒，根本無法理解每一個標誌代表的意思，也搞不清楚它們要把我指向何方。

我被這一波指示標誌的洪流吞沒，只覺得頭暈目眩，身體也快被沖倒。我完全搞不清楚狀況，只依稀覺得應該要跟著指向某條通道的箭頭走，結果方向卻完全相反。後來回想起來也覺得很不可思議，想不通為何要往那個方向走。不過，那時我只覺自己就像抓住一塊浮木，便照著它的指示走。

後來，我有很長一段時間都害怕搭電車。

那個情況極為少見，而且就只在永田町站發生過一次而已。過幾天，我拍下車站大廳的照片，我很驚訝那些標誌原來那麼小。為什麼我的大腦會把它們當成洪水呢？當我的大腦出現故障時，我所看到的景象與聽見的聲音都跟平時完全不一樣。

在澀谷遭遇聲光襲擊

我之前在夜晚的澀谷街頭，也曾發生過類似的情況。

當時，我受邀參加NHK的「失智症宣導活動」的聚會，正要前往澀谷車站附近的中華餐廳。我在如迷宮般的澀谷車站內繞了好久，才終於走出車站。我在車站外頭稍做休息，趁機呼吸一下新鮮空氣。

只是，我的頭頂上方有好幾個令我感到壓迫的大螢幕，每個螢幕都播放著不同的畫面，發出不同的聲音與音樂。

所有的光線與聲響一齊向我襲來，我感覺自己就像是被人狠狠揍過一樣，痛苦不已。

來自四面八方的噪音、音樂、聲音、刺眼的螢幕、霓虹燈、閃爍的電子看板、車輛的燈光、紅綠燈的燈光、商店的燈光……所有的一切都是毀滅性的攻擊。

聲音都太大了，光線都太刺眼了，一切都讓我感到痛苦。

「不行！我果然沒辦法在晚上出門。我就不應該勉強自己出門的，還是回去吧。」

可是，我家距離澀谷有一段距離，我沒把握自己能在這樣的狀況下安全返家。於是我鼓起勇氣往前走，一路上不斷地向路人問路，才終於到達餐廳。進到餐廳以後，我趕緊找個位子坐下來喘氣。周圍的人都很擔心我，我跟他們說我沒事，然後一個人靜靜地忍耐著。

我終於冷靜下來，開始與熟識的人愉快交談，逐漸恢復精神。

不過，待到太晚的話，我的身體狀況又會開始變差，所以我還是提前離席。回程的路上有位年輕的男士陪我一起走到車站。

我們一路上都在聊天，那時的我覺得街道就只是普通的街道。儘管路上還是非常熱鬧，光線也很刺眼，我卻不再覺得痛苦，真的很不可思議。

我猜，那位陪我走到車站的男士也許會想：「什麼嘛！根本沒問題啊！」

精神是大腦的主宰？

那一次在澀谷的經歷可能是疲勞和壓力引起，只要我多注意，這種情況其實很少發生。麻煩的是我永遠無法知道何時、何地會出現什麼樣的變化。更何況，我還有血壓驟降等等的路易氏體疾病特有的自律神經症狀。

我很怕吹冷氣跟怕冷，低氣壓的天氣或溫差變化都會讓我極度疲倦；我很容易累，一累大腦就容易恍惚；我經常頭暈或頭痛，每天都會耳鳴；晚上太晚回家就會難以入睡；我吃完飯也容易出現血壓劇降；每天下午，我都要躺下休息三十分鐘左右……

簡單來說，我出門就跟小嬰兒出門一樣麻煩。

還有很多其他的原因，每當我要出遠門時，我都會想：「我能安全回來嗎？」即便是夏天，怕冷的我也會穿上高筒襪，並把防寒衣物和飲用水塞進大背包，像是進入戰鬥模式一樣才能放心出發。就算是出去玩，途中也充滿了驚險。

以前的我沒辦法用幾句話簡單說明這些情況，但不說的話，別人又沒辦法想像我的情況，所以之前常常臨時取消行程，添了許多麻煩。

現在的我已經學會如何跟這副脆弱的身軀和大腦相處，而且相處得很順利。

我甚至已經有辦法走到優先座前，對著看起來最健康的人說：「請問能把座位讓給我嗎？」這是我從未預料過的進步。自從我開始與病魔奮戰以後，我發現我的精神不僅變得堅韌，身體也變得更健康、自由了。

精神可能是大腦的主宰。

事實上，即使在身體狀況不佳的時候，我也能在大家的面前保持清醒。我在面對重要且有挑戰性的工作時，大腦就會用最快的速度運作。當我和親近的人在一起時，我的症狀就會減少，狀況也會好轉。只要過著充實的生活，和朋友一起開心大笑的時候，我的症狀就幾乎不會出現，我夢想著這樣美好的每一天會一直持續下去。

Ⅳ

名為記憶的黑匣子

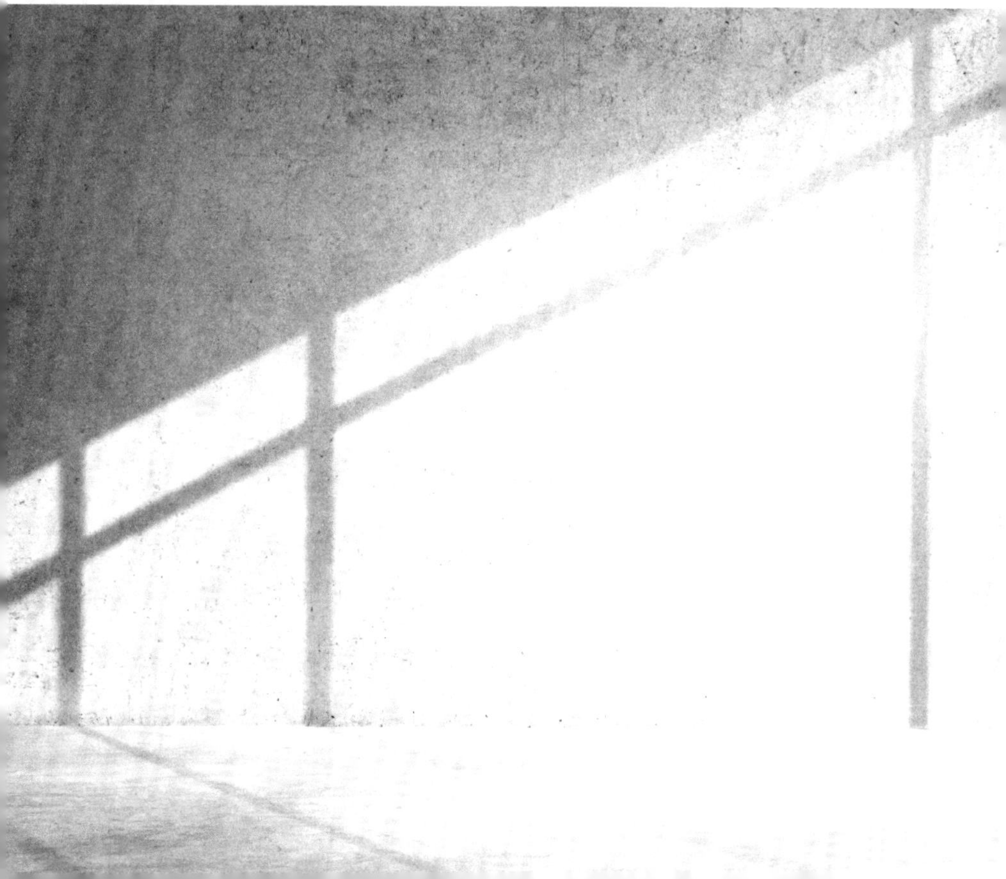

只要關上門，存在便消失

「樋口女士，您為什麼不看演講稿就能演講呢？其他患有失智症的演講者在演講時，似乎都會看著演講稿呢。」

一位剛好在製作失智症相關節目的製作人曾這樣問我。我回答：「雖然都是失智症，但每種失智症（不同病因）的症狀都不同。像我就沒有阿茲海默症的記憶障礙症狀。」但我後來發現這樣的回答還是不足以說明。

某個酷熱難耐的夏夜，我家使用多年的冰箱終於結束壽命。隔天一早，我立刻衝到電器行選購冰箱。冰箱展示區陳列最新型的冰箱，好幾台冰箱都像西式衣櫃一樣有好幾個抽屜。我心想：「怎麼設計這麼多抽屜？我哪會記得東西冰在哪一格？」於是轉頭開始物色三門冰箱。

我在社群媒體上發文分享這件事，我有一位朋友的丈夫是阿茲海默症患者，她留言：「我家也是優先選擇功能簡單的冰箱，不考慮抽屜多的機型，這樣我先生才方便使用。」我才意識到我並未正確理解自己的記憶障礙。

平常我還是會出現忘記是否吃過藥、刷過牙這種程度的健忘，不過我並沒有出現那種把整件事情都忘記的情況，像是忘了自己已經吃過飯、忘記自己去過了哪裡等等，所以我一直都認為自己沒有記憶障礙。然而，事實上我還是有一些事情怎麼記都記不住。比如我根本記不住跟時間有關的行程安排。當七月或九月的天氣比較炎熱時，我都會誤以為是酷熱的八月，發現自己搞錯時又很慌張，也記不太住跟某個地點或物品有關的事情。

冰箱裡擺了一瓶又一瓶的鮮奶

我一定要先寫好購物清單才能採買食物，而這樣的情況究竟從什麼時候開始，現在也已經不可考。我家廚房隨時擺著便條紙，發現缺少什麼食材，我就會立刻寫下來。有時，我會忘記帶便條紙出門採購，結果總給自己帶來麻煩。

當我集中精神去回想冰箱剩什麼食材，就會覺得腦袋不舒服，也覺得很累，一下子就受不了。「想不起來……不過牛奶好像喝完了……」我也不知這是何時的記憶，但我還是照著這記憶去採買，結果回家總會發現冰箱出現理應不存在的食物，尤其是看到一瓶又一瓶的牛奶，更是讓我直打冷顫。

我已經很習慣看著便條紙採買，也覺得理所當然，但當我看到八十多歲的婆婆沒帶便條紙就去買東西時，我還是會大受衝擊。後來我在超市觀察，發現手上拿著便條紙在採買的五十多歲中年人，基本上只有我而已。

不管是冰箱、櫥櫃、衣櫥還是鍋蓋，只要我一關上它，裡面的物品似乎就從我的記憶消失了。為什麼我只是關上門，那些物品就像變魔術一樣，從我的腦海消失呢？我自己也沒有頭緒，不過我覺得比起「從我的意識消失」的說法，「從我的記憶消失」這種說法更為準確一點。

因為，當我打開門看著裡面的東西時，採買或把東西放進去的記憶就會回來，只是，那記憶並沒告訴我那是何時做的事。

當我一關上門，物品從我的視線消失時，我覺得自己的大腦就好像放棄它的監督責任一樣，不再關心裡面的物品。我的記憶還是好好地保存在某個地方，只是我的大腦並不會前往保管記憶的地點尋找並搬運出這些記憶。就算我想靠著自己的意志去記憶保管處尋找這些記憶，我的大腦也會無視我的意願，不肯協助我做這件事。要是跟倔強的大腦硬碰硬，強行回憶起這些記憶的話，我就會開始不舒服，一下子就會覺得很累。

結果就是我會忘記這些事，所以別人說：「你這是失智症的記憶障礙。」確實也沒說錯。

不過，我覺得這樣的記憶障礙似乎跟無法正常選擇專注事物的注意力障礙有關。此外，時間感的障礙也對我的記憶造成很大的影響，因為我無法按照發生的時間先後排列事件，也無法從時間這個標籤中提取記憶。

我覺得記憶障礙並不是簡單地分為「有記憶」或「沒有記憶」。如果不要很籠統地把所有的情況都歸類在一起，而是仔細觀察大腦裡發生的每一個情況，我相信這樣做肯定會發現一些有趣的地方。

因為忘記而產生的對策

常有人說：「失智症患者還會忘記自己失去記憶。」但我認識的阿茲海默症患者或路易氏體疾病患者都知道自己失去記憶，也記得那些困擾經驗。每次體驗過失敗的經歷後，我都會思考各種對策，設法避免重蹈覆轍。

當我發現家裡囤積了大量的過期食品時，我就決定減少儲備糧食，而且要把所有的食物都放在櫃子的靠外側，避免收進深處，這樣才能一眼就看到有哪些食物，並且決定好固定的收納位置以及貼上標籤。大量囤積食物的情況有所改善，但我還是沒有「什麼時候買」的記憶，所以得再想點對策。

只要把東西收起來，它們的存在就會從我的大腦消失，所以我會把重要文件等等放在顯眼處或貼上標籤，但是當東西愈堆愈多，最後就會雜亂無章。

東西若擺得太多，大腦也會認不出眼前的東西是什麼。有時我在桌上找好久都找不到，結果那東西竟像施了魔法一樣，又突然就出現在那張桌上。

找東西是我最不想做的事情之一。所以我會盡量把物品放在固定的地方，而且使用完就會擺回原處，這麼做確實減少我找東西的頻率。但如果東西沒有放在固定的位置，我就不知道該去哪裡找它才好。那種感覺就像是有人命令我「將掉入太平洋的戒指撿回來」一樣，讓我被深深的不安給吞沒。

「深呼吸，什麼都不要想。打開所有的門和抽屜來看不就好了？」我有時會這樣對自己說，但這樣做也不行。這麼做會讓我再次回到每天都把事情搞砸時的那種焦慮狀態，而我根本控制不了這種焦慮狀態的出現。

大型停車場是我的禁區

在開始接受失智症藥物治療改善症狀之前，我在生活中經歷過許多困擾。比如：我好幾次都完全忘記自己停車的位置。某個炎炎夏日，我在一座大型停車場找了老半天還是找不到車。最後我跑回店裡找店員求救，那個年輕人很熱心，一點也沒有不耐煩的樣子。最後我們在室外停車場找到車，原來是我忘記自己把車停在室外停車場，反而在室內停車場找了老半天。

直到現在，我還是很害怕把車子停在大型停車場。「記得位置嗎？你要記好喔，因為我一定會忘記。」我每次都會忍不住提醒負責停車的丈夫。丈夫每次嘴上說好，最後還是會忘記，所以我都會回頭看看停車的位置，嘴巴不停重複「二樓Ａ３，入口進去的左邊」等等，或是靠著諧音來幫助記憶（雖然記不得空間上的位置，但我還是能靠著數字或語言來幫助記憶）。

我自己也很討厭這樣，但我真的無法自然記住位置，而且我還是需要他陪我一起去，不然我就會一直擔心自己一個人到不了賣場，無法好好地享受購物。不只在停車場，當我要獨自前往陌生的地方時，我都會事先做功課，並帶著手機出門，卻還是難以消除心中的不安及緊張。

老化與失智症的區別在於「是否能笑出來」

我覺得老化對於記憶的影響也很大。

常有人笑著對我說：「我也會這樣啊！」我無法清楚劃分老化與失智症的界線，但我認為兩者最大區別在於當事人能否笑笑地說出：「啊，我又這樣了！」

我的丈夫也經常忘東忘西，但他總是無所謂的樣子，卻從不想辦法避免自己健忘。我覺得很不可思議，為什麼他這麼常忘東忘西，卻還能心平氣和。

「大家都是這樣的啊。失智症患者會意識到自己生病，所以不得不認真對待這件事，對吧？所以他們才會比別人更努力。」有位醫生曾這樣對我說。

丹野智文先生患有年輕型阿茲海默症，他曾跟我說，儘管他在工作上「出錯的情況」比身體健康的同事還要少，但他還是會把工作的順序一一寫在筆記本，然後仔細根據筆記本的內容，逐一完成他的工作。

不管是出自個人興趣的努力，還是為了減少內心焦慮的努力，別人看起來也許都是一樣。假如努力的成果也一樣的話，那麼為何努力的原因似乎就不是那麼重要了。

找不到車子時的那份悲傷、無地自容及恐懼，以及每一天都會發生的那些微不足道的失敗經歷、在工作上遭到的那些斥罵、身體狀況極度糟糕時不曉得自己會做出什麼行為的那種不安……那些讓我想忘記的記憶至今依然保留在我的大腦裡。我覺得那時候的自己，還是以相同的樣子存在於我的內心。

我不想回憶起那些事，但是我做不到。不管有多麼難堪和可憐，那些記憶依然是「我」的一部分。只要我還存在，這些回憶就不會消失。

而且，我也不知道為什麼我會這樣想，但我覺得不論如何，我都不能讓「我」消失。

不管我是什麼樣的自己，我還是會擁抱著那樣的我，好好地過下去。

我不知道為什麼我做不到

在我懷疑自己得到路易氏體型失智症，而前往東京的大醫院就醫的那一陣子，我都覺得身體不舒服得像是身體器官生重病一樣，每天都有狀況發生。

尤其是工作方面，更是受到了一連串的打擊。

工作時最困擾的情況，就是當我在做某一項工作時，如果別人要求我中斷工作，去做其他事情的話，原本在做的那件工作就會完全從我的意識消失。

所以，我一直在發生工作只做一半的疏失。

有一次，我剛收下一大筆款項，這時別人剛好有急事找我去幫忙，我心想著自己很快就會回來，便將那筆錢放進一個沒有鎖的抽屜。後來，我完全忘了這件事就直接回家，結果我的主管就打電話到我家。

若他質問我：「這是怎麼一回事？」我一定會立刻想起自己還沒做完那件事。但他只說：「為什麼？」而我也不知自己為何那樣做，只能一直道歉。

不久後，我又犯了一個大錯，上司要求我解釋自己為何要那麼做。我不曉得該說明什麼才好，所以我只好照實回答：「我不記得了。」結果，我的主管生氣地大喊：「你怎麼可能不記得！」

那瞬間，我覺得那一陣子頻繁發作的不適感蔓延全身，我的腦袋也變得模糊不清。主管用強勢的態度跟我說，要是我認真工作的話，才不可能一直出錯，但我那時覺得自己光是站著就已經用盡全身的力氣了。

年紀最大的同事聽到我這麼說以後，不高興地跟我說：「你還那麼年輕，怎麼能這樣？」有些同事則是很擔心我，說：「你的臉色很差，是不是哪裡不舒服？」但我也知道自己一直在給她們添麻煩，所以我只是沉默不語，不敢跟她們說我有幻視，還因為懷疑自己得到失智症而去看醫生了。

我的腦袋跟出勤卡都是空白

為了不再繼續出錯，我每天都過得緊張兮兮。

但是，當我愈努力想做好工作，我的狀況和體力就愈糟糕。我每天下班回家都會直接倒在客廳的地板上，像失去意識一樣地睡著。有時，我甚至會在地板上躺一整個小時，心想：「糟糕，我動不了。這樣我就沒辦法做晚餐了。」

後來回想起來，我才明白那是大腦生病引起的異常疲勞感，是相當危險的狀態。但是，那時的我已經將所有的精力用在眼前的工作和家務，沒有多餘心力思考因應對策。我每天拚命地掙扎，卻還是沉入深不可見的潭底。

有一天，我因為太常忘記上下班打卡，而被主管叫到辦公室訓話。主管已經提醒我很多次，但我都是被訓話時才意識到自己又忘了打卡。

看著主管拿給我的出勤卡，上頭滿是未蓋上紀錄的空白。我心想：「我空洞的腦袋就跟這張滿是空白的出勤卡一樣吧。我的大腦也許真的不行了……」

人類或許就是在覺得自己不行的時候，就真的會不行了。

不久之後，我突然想不起來每天都在撥打的內線號碼，突然記不得不可能會忘記的簡單工作步驟，甚至當我想要出聲喊叫其他同事，我也想不起對方的姓名。

我並不是什麼事情都會忘記或想不起來，也不是隨時都在忘東忘西，只是這些瞬間都來的又急又快，毫無預兆。那時，我覺得這種情況比有規律的遺忘更讓人恐懼。

我再也無法忍受自己不知何時又要出什麼錯，所以我還沒等到腦部檢查結果出來就決定辭職。我的身體狀況也到達了極限。

密碼讓我撞上暗礁

有天，我在銀行的ATM操作提款機，卻突然想不起自己的密碼。我心想：「既然我是失智症，那麼我的記憶就會逐漸消失。」於是我把自己超過八十組的密碼都寫在手帳本，並多寫一本當作備份。畢竟我得到的是失智症，很可能不小心忘記把手帳本放在哪裡。我之前就搞丟好幾次新幹線的車票，給自己帶來不少麻煩（有一次我把車票遺忘在車廂，還得跑到東京巨蛋附近的警視廳失物招領中心領取）。

我也考慮過用暗號寫下這些密碼，這樣撿到的人也不知道那是什麼，但我最後還是放棄了，因為我擔心連自己都看不懂。我甚至考慮到自己可能忘記這兩本手帳本的存在，所以也跟家人說那兩本手帳本有我所有的密碼。

那一陣子，我外出時如果發現錢包沒有現金，我就會找一間有ATM的超商領錢。可是，有些ATM機器是我不熟悉的，我便不知該如何操作，結果最後還是無法成功領錢。

我甚至也無法自行操作新幹線的自動售票機，只能拜託站員來教我操作。之後，我覺得自己可以正確操作售票機時，螢幕卻跳出「請重新輸入」的訊息。

那時，我覺得自己的生活發出了崩塌的聲音。

關鍵是「心有餘力」

不過，當我脫離了工作壓力，隨時都能躺下來讓不舒服的大腦和身體休息以後，生活中出錯以及造成混亂的頻率也開始降低。開始服用治療失智症的藥物後，我感覺身體狀況和症狀有所改善，也明白病情並不會像醫生說的那樣迅速惡化，記憶也不會完全消失，所以我逐漸放寬心。之前只要出了什麼錯，我就會覺得自己病情加重並感到深深的絕望。不過，我覺得現在的我已經能夠冷靜地看待這些錯誤，不再為此慌張忙亂，形成了良好的循環。

當初被診斷出失智症時，我認真思考過：「五年後的我還能說話嗎？還能走路嗎？」如今依然正常活動的身體對我來說猶如上天賜予的寶物，我只有無盡的感謝，生病帶來的各種不適也已經成為日常的一部分，平常我並不會特別去注意。雖然有些不便，但我並不會去抱怨。

比如：我平常在買東西時都會使用信用卡付款，幾乎不再使用現金。就算只是一〇〇日圓的零食，我也會毫不猶豫地刷卡。偶爾還是會用現金結帳，但我經常拿錯金額。店員提醒我時，我還會覺得很驚訝，因為我都覺得自己的狀態很正常，不可能拿錯錢。

有一次，我確定自己拿的是一〇〇日圓硬幣，店員卻說那是一日圓的硬幣，令我大感震驚。我的錢包裡確實只有一〇〇日圓的硬幣，我心想：「這難道是錯視？」但照理來說，我應該會注意到觸感及重量的不同，所以我可能不只視覺方面出差錯，注意力或其他感覺也可能出了點問題。

用現金結帳時，有時我不希望找太多零錢回來，所以就會多拿一點零錢給店員（假如商品是六十日圓，我就會付一一〇日圓，希望店員找我一個五十日圓的硬幣）結果店員都會一臉疑惑，並找更多的零錢給我。我知道應該停止這麼做，但我總會不自覺地做，然後苦笑。

如果是跟家人一起去結帳的話，他們可能會說：「這樣很丟臉，別做了。」但我自己一個人就不會在意這些。這樣又沒有給別人造成困擾，我也不擔心店員對我生氣，我就是笑一笑自己又忍不住這麼做了。畢竟，我的個性本來就有些迷糊，生病前便常常犯這種還不至於造成別人困擾的小失誤。

拿了一堆零錢又怎麼了

不過，如果真的有店員因為我這樣做而說出傷人的話，或是周圍的顧客同時對我翻白眼的話，下次我再拿出錢包結帳時，可能就會覺得很緊張吧。畢竟有沒有並未因此遭遇過不愉快的經驗還是很重要的。

我曾聽別人建議，超市其實可以設一個專門的收銀台給結帳動作比較慢的顧客。就像日本有些超市會製作「不用購物袋」的卡片提供給顧客放在購物籃，假如也有「我的動作會慢一點」的卡片（畫著可愛的烏龜圖案），那該有多好啊。

不過，就算沒有這樣的卡片，只要大家都知道不論是不是老年人，任何生病或出意外的人也可能無法迅速正確地完成結帳動作，那麼這世界一定會大不同。

「有失智症的人在結帳時通常無法拿出正確的金額，所以他們的錢包裡都會有很多硬幣（別忽略了這樣的失智症警訊）。」

我常在很多網站或書籍上看到這樣的說明，我都會想：「錢包有很多零錢又怎麼了嗎？」能靠自己的意志一個人出門購物，不是一件很厲害的事嗎？我覺得，不必強迫自己使用跟健康的人一樣的方式、一樣的速度，就讓我們按照自己的節奏去做就好。

接受自己的「做得到」與「做不到」

某年夏天，我去公家機關辦事情，填資料時卻把家裡的地址寫錯。當我寫完住址最後面的數字時，卻突然覺得這行地址不太對。我想把地址改過來，卻怎麼都想不出來究竟是哪個部分寫錯。

「咦？」我忍不住驚呼。

我以前也常常寫錯郵遞區號，這卻是第一次搞不清楚自家的地址。

「為什麼會這樣？病情惡化了嗎？該怎麼辦？怎麼辦……」

我現在還是會出現這種突如其來的「空白」，一旦驚慌失措就澈底完了。其實只要拿出錢包的身分證就能確認，但當下的我根本想不到這個解決辦法。

「怎麼辦？怎麼辦？」

我愈是焦急，思緒就愈混亂，解決辦法也離我愈來愈遠。腦袋漸漸地充滿異樣的不適感，沉重得令我難受。我的身體也開始產生發燒般的不適感，最後只能無奈地回家。

許多被診斷為「失智症」的人發生這樣的狀況時，往往都會被簡單地歸類為「記憶力、思考力、判斷力下降」。不過，我們其實只是腦袋短暫陷入混亂，而不是完全喪失這些能力。只要心情平靜下來，就能夠做得很好。

自從生病後，我發現自己的大腦對於壓力變得異常敏感，甚至脆弱不堪。微不足道的小失誤都可能導致我的腦袋一片混亂，壓力更會直接引發激烈的身體不適。更糟糕的是接下來還要承受一般人不必承受的那種心理創傷。

走在破損的獨木橋上

當我犯下一些出乎意料的失誤時，我就會覺得自己努力隱藏的自卑感被無情地揭露，有種被大家嘲笑的感覺。即使沒有任何人在場，我仍會感到羞愧，產生強烈的恐懼感。

因此，哪怕是別人看來微不足道的小事，我也可能會突然落淚，或是完全失去了自信心。有些人會因為別人一句「你到底在做什麼？」而情緒失控地大聲吼叫，而我當下的那種心情應該就跟這些人是一樣的吧。

有人說：「失智症的人沒辦法控制好自己的情緒。」但事實並非如此。我們只不過是被壓得喘不過氣罷了，在經歷了無數次的失敗與挫折以後，我們已經沒有多餘的心力了。我們的內心深處總是潛藏著「我可能又會在自己沒注意的時候出了什麼差錯」的恐懼，時時刻刻緊繃神經。

我們的病情不嚴重的話，看起來幾乎和「普通人」沒有差別，根本看不出我們的腦部功能受損到什麼程度、被什麼事情困住。甚至連我們也只有在自己出錯時才會意識到問題，所以旁人才會覺得我們看起來也是過著正常生活的普通人吧。不過，我經常覺得就是這一點才會讓我們過得更辛苦。

假如說健康的人是走在一座寬敞且平坦的大橋上，那麼像我這樣的失智症患者（雖說每個人的狀態不盡相同）就是走在一座破損不堪又漫長的獨木橋上。我們踏出每一步都不得不傾盡所有的腦力、體力與心力。所以，我們才容易一下子就筋疲力盡，跌倒時所承受的傷害也是一般人難以想像的。

放棄依賴自己的記憶

一旦被打斷，我原本在做的那件事就會從我的意識消失，至今依舊如此。

為了避免這樣的困擾，我平常在家做事都會使用計時器。我只要打開瓦斯爐就會按下計時器。洗衣服也是，這樣就算我沒有注意到洗衣機的提示音，計時器的響鈴聲也會讓我回想起剛才洗了衣服，如此就不會再發生隔天才發現洗衣機裡還有洗好卻沒晾起來的衣服。開始準備外出的時間、想看的電視節目的時間、等等要做的事情……這些事情都有計時器會提醒我。我偶爾還是會忘記在煮飯時設定計時器，但幸好家裡的瓦斯爐有溫度過高就自動熄火功能，不至於釀成危險。

我已經完全放棄在日常生活中「靠自己的力量記事情」。如果是非常重要的事情，我就會馬上記下來並貼在顯眼處，然後任憑它從腦海消失。我躺在床上時總是會突然想到很多事，所以床邊一定會放著紙筆。我偶爾會忘記帶錢包出門，但絕不會忘記帶筆記本和筆。每天早上，我都會寫下當天要做的事情，只要完成一項就劃掉一項。

記不住事情並不是什麼問題，「想要努力記住」這件事帶來的壓力才是真正的問題。

若想著要靠自己去記住某件事，我就會開始焦慮，擔心有沒有遺漏什麼？會不會又出錯？一旦開始焦慮，我便無法冷靜下來，一直處於緊張狀態。像這樣產生壓力時，我的腦袋就會瞬間變得很遲鈍，連平時做得到的事情都做不到了。這樣的經驗讓我明白，最好的方法就是放輕鬆。所以我果斷放棄依賴自己的記憶，才能讓我過得更安心，也能保留更多的心力。

透過外包記憶來減少壓力

我在第Ⅲ章提過，由於我的時間感知能力出現了障礙，所以只要是跟日期等所有與時間有關的事物，我幾乎都記不住。

我不只記不得自己的行程，家人的行程當然也是如此。即使他們出門前告訴我：「今天不用準備我的晚餐。」我也不記得他們是什麼時候說的，只能一直煩惱他們說的「今天」指的是今天還是昨天或更久之前。幾次以後，他們也決定把自己的行程寫給我看，而不是口頭告知，真的讓我輕鬆許多。

假如要外出，我也會做足準備。要出遠門的時候，我就會做一份行李檢查清單，然後按照清單打包行李。做這份清單之前，我總要花上好幾個小時打包行李，中間還得休息好幾次，搞得精疲力盡。我看不到「未來」這個時間，只要我開始思考「未來」需要準備哪些物品，我的腦袋就會一片混亂，沒辦法照著順序想出需要準備什麼。

如果想到什麼就打包什麼，那麼我打包到一半就會忘自己放了什麼。假如乾脆把所有東西都倒出來，我反而更搞不清楚還缺少什麼。明明都大費周章地打包行李，卻還是忘記帶某些重要物品，到達目的地以後才驚慌失措，沮喪不已。

我不記得自己在生病之前曾為打包行李而苦惱過，所以這種「無能為力」的感受對我來說真的很不可思議，也是一種全新的發現。

有一次外出，我在回家的路上因為太累而迷迷糊糊，結果不小心弄丟裝著交通卡的票夾。那次之後，我都會用繩子將票卡固定在包包。

我也常常找不到包包裡的家門鑰匙，後來同樣用繩子把鑰匙固定在包包上。連續幾次忘記帶錢包出遠門以後，我便決定在包包的內袋放一些緊急備用現金。

朋友都會跟我說：「我也會這樣啊！」我想，普通人可能根本無法想像這些看似幼稚的對策給我帶來多大的安心感以及為我減輕了多少壓力。哪怕只是減少一個令我焦慮的因素，我的疲累程度就會有所不同。

生存技能因人而異

在某次的「大家的失智症資訊學會」年會上，我有機會與被診斷為年輕型阿茲海默症的山田真由美女士對談。山田女士跟我差不多年紀，她的症狀並不是記憶障礙，而是明顯的視空間認知障礙。她有嚴重的生活障礙，例如無法自己穿衣服等等，卻是一位了不起的行動者，舉辦了支援失智症患者的活動（「Orange Door Mo-yakko nagoya」）。

山田女士能正常閱讀，但卻無法書寫。我無法想像在「失去筆」的世界中該如何生活，於是向她提問：

「沒辦法用筆記下來真的很困擾吧。請問您怎麼做呢？」

「那就（把行程）記住啊。」

「記住!?」

我忍不住驚呼出聲。因為對我來說「記住行程」這概念，早就不存在於我的認知中（此外，山

田女士還會透過與手機或Google Home進行對話，讓她的生活過得更方便）

我們每個人都有自己「做不到」和「做得到」的事。

而且，我們並不是因為「做不到」才「不做」，而是運用自己「做得到」的能力，將「做不到」轉化成另一種「做得到」，繼續生活下去。

「只有比較特別的人才做得到這些事，老年人根本不可能。」常有人這麼說，但真的是這樣嗎？失智症並不會從一開始就惡化，除非是發生意外或腦出血等等，否則都會經歷失智症的初期階段，並為了那些不為人知的失誤感到困惑與苦惱，也曾試圖想辦法克服。假如在這個時期，有家人或朋友能與他們一起思考如何將「做不到」轉變為「做得到」，或在他們遇到困難時默默伸出援手，想必他們的壓力一定會減輕許多，未來也會過得更加安穩。

當我開始懷疑自己得了失智症時，我也覺得自己應該要鍛鍊大腦，所以還買了數學題目本來練習，也會試著一邊走路一邊做減法運算。

但我很快就放棄了，因為這麼只是讓我更痛苦而已。

我的大腦充滿不適的疲憊感，並且失去自信心，覺得自己很沒用，進而對未來充滿絕望。像這樣主動製造壓力來折磨自己的做法，絕對不可能讓大腦變得更好。

我的護身符

大家都說路易氏體失智症的患者會因為注意力障礙而失去計算能力，不過，有一位病友竟然每天堅持不懈做計算練習。我很好奇，於是向他請教。他說，他本來就非常喜歡計算，所以做計算對他來說是一種樂趣。

我覺得非常驚訝，但也意識到只要持續享受自己熱愛且擅長的事物，大腦的功能也許就不會退化得那麼快。這個想法至今仍是我的「護身符」。

我從小就熱愛寫作，當我知道自己得到路易氏體失智症時，我最害怕的是有一天再也無法寫作。不過，現在的我不再害怕，因為這位熱愛數學計算的病友讓我明白，我們的大腦功能不一定會像醫學書籍所說的那樣退化。假如我能夠持續做自己真正喜愛、無論如何都想做的事情（無論以何種形式），那麼就算我再也做不到某些事情，我一定還是可以活得好好的。

優秀的網球選手把球打在邊界時，一定會抱持著「這球一定會在界內」的堅定信念。當他們的腦袋一閃而過「可能在界外……」的念頭時，勝利的女神大概就會離他們而去。

我們的大腦充滿奧祕與樂趣。即使疾病導致某些功能衰退，只要大腦還是保持在一個安心、自信、有餘力的狀態，就能發揮出意想不到的力量。

V

想盡辦法來應付

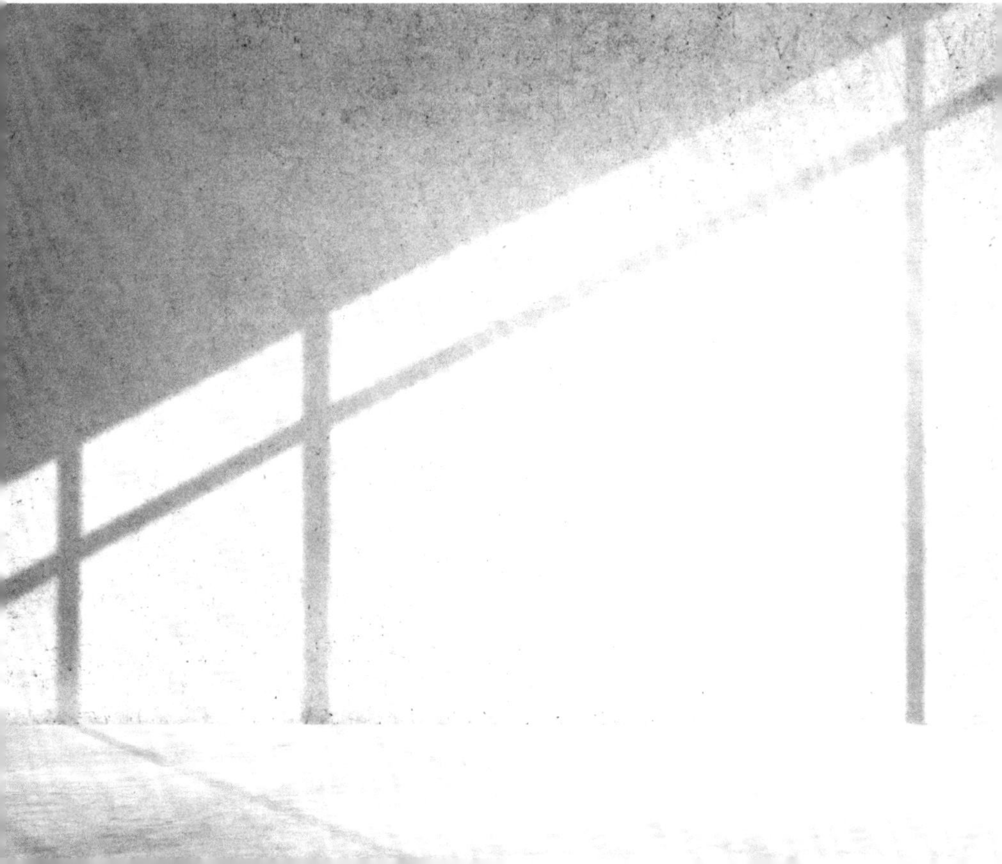

「隱形障礙」帶來的困擾

我很不會讀漢字。剛被診斷出路易氏體失智症時，我看著「味噌」二字都會想：「這是什麼字？怎麼念？」也曾把姓氏的「伊藤」二字念成其他發音，還心想：「原來有這麼罕見的姓氏？」看著「佛」這個字，我會把它拆成「亻」跟「弗」來看。雖然過一段時間就會想起這些字的正確讀音，但那一瞬間都會讓我直冒冷汗。那時，連我都無法理解自己為什麼會這樣。

那陣子，我常常像是拿著放大鏡看字一樣，總會不自覺地只盯著漢字的某個部分，而不是看整個字。我並不是故意的，就是很自然地這樣做。當我像這樣超級仔細看每個字的一部分時，心裡便會冒出一種奇怪的違和感，忍不住沉思：「這個字真的長得這樣嗎？」

此外，我也無法把兩個字看成一個詞，都會習慣性地拆開來看。看到「味噌」二字時，我知道「味」的日文讀音可以唸成「a－ji」，但再也想不出其他讀音。當我接著單看「噌」一字，我便心想：「這是什麼字？好像從來沒見過……」我在看姓氏的「伊藤」二字時也一樣，每個字都讀得亂七八糟。現在回想起來，也許這種情況也是注意力障礙造成的吧。

簽名是一件難事

即使是我自己寫的漢字，看著看著也會覺得字形怪異，懷疑這個字根本不存在，所以常常跑去查字典確認。就算確定自己寫對，那種違和感也不會消失。除此之外，我到現在還是會常常少寫一橫或漏掉部首。

有時，我會覺得把每個字都寫得端正很難。我寫出來的字不是偏旁和部首的大小不一致，就是同一行的字大小不一，也不在同一條線上。我也想過自己是否再沒辦法寫信，但這樣的狀況時好時壞，過沒多久又正常了。

不過，我還是知道自己本來就不好看的字跡變得更潦草了。看著自己多年以來的手寫日記，我發現日記的年代愈久遠，上頭的字跡就愈工整，我看了只覺得有些可怕。

現在的我常常連自己寫的字都看不懂。

我也不清楚這個情況究竟是受到病情影響，還是長期使用電腦打字造成的。

現在，我還是會時不時就寫出不存在的奇怪漢字。我的漢字書寫能力大概只有小學生的程度，我能察覺自己寫錯字，但就是想不起正確的字形。我的筆記幾乎都是使用平假名書寫，所以絕對沒辦法在別人面前寫板書。

雖然機會不多，偶爾還是有人請我在著作簽名。我沒有特別設計的簽名，只是用楷書簽下名字。我知道應該還要加上日期和對方的名字才算禮貌，但如果不拿出手機，我根本不知道日期，而且就算對方用口頭報上名字，我也不覺得自己能寫出正確的漢字。

每次演講結束以後，我的大腦都已經累得超過負荷，甚至還會頭痛，因此我知道自己更不可能正確寫出漢字。只是，我又不好意思跟對方說：「不好意思，我不會寫漢字……」事後，我總會對他們感到抱歉跟愧疚，他們大概也會覺得我是個沒誠意的人吧。

做得到，只是需要付出大量的精力

有時候我還是會很驚訝，因為有些人都以為我的症狀只有幻視（現在也不是這樣）。但若要將所有細微的症狀和困擾一一解釋清楚，讓對方不要產生誤解，實在也需要耗費很多時間。

在人際關係中，主動向別人提起自己的困難之處，本來就是一件非常需要勇氣的事。即便是為了爭取「合理調整」，也需要耗費相當多的心思及精力，調整好自己的思緒及情緒，才能避免讓對方覺得自己是在無理取鬧，並讓對方理解這是雙方都需要的資訊。

只是，即使我鼓起勇氣並絞盡腦汁解釋，別人也不是那麼容易就能理解這些「隱形障礙」。他們會說：「既然你能正常對話，你的大腦功能應該沒問題。」或是：「既然你能正常行走，你的身體機能也沒問題吧。」我已經放棄了，要別人完全理解根本就是不可能的奢望。

這種失智症讓我具有跟腦部功能障礙不相上下的「全身性疾病」傾向，且由於自律神經功能受損，所以每天都被起伏不定的身體狀況要得團團轉。低氣壓的天氣會讓我一早就劇烈頭痛、頭暈以及疲倦，但只要逼自己發揮狗急跳牆時的潛力，我還是有辦法在許多人的面前說話。要是沒出門的話，我這樣的狀態肯定只能躺著休息，所以我也驚訝自己竟然還有辦法在眾人面前說話。然而在回家的路上，我只覺得自己全身上下極度不適，像高燒到四十度那樣難受，只能默默忍耐到回家。

我仍然保有思考能力，但也只限於狀態良好時。我的大腦失去持久力，只要專注用腦，很快就會當機。過度用腦以後，我都會覺得整顆頭腫脹得很不舒服，身體還會像喝了毒藥一樣虛軟無力。只要一躺下，身體就動不了，連聲音都發不出來。我每天都要靠這顆不可靠的大腦寫稿，撐著這副隨時可能失控的身體去搭車，不了解這種失智症的人恐怕難以想像我這樣的生活。

以為在看電影，結果像坐雲霄飛車

當我的頭腦極度疲累時，我就算翻開書本或報紙，也看不懂在寫什麼。每個字都看得懂，語句文章的意思卻像雙手捧著的水一樣從指縫間流失，一點也沒有留在我的腦海之中。此時閱讀只會讓我更加疲累與痛苦。

我曾以為就算狀況不太好，看電影也不會有什麼問題，畢竟按下播放鍵之後，電影就會自動播下去。之前，我播放《少年Ｐｉ的奇幻漂流》ＤＶＤ，才我發現自己根本沒辦法看電影畫面，因為光是一句句切換的字幕就已經耗費我所有的專注力，視線完全無法從字幕移開。那部電影的字幕切換速度似乎特別快，我只能拚命地跟上字幕，結果看沒多久就讓我累到放棄。

有一次，我終於寫完了一份稿子，決定去電影院看《美女與野獸》讓自己放鬆一下，結果同樣慘不忍睹。當電影播放到施了魔法的城堡裡，餐桌上的各種餐具紛紛開始載歌載舞的畫面時，我卻覺得天旋地轉。

那時，我才發現自己的視線會被鎖定在某一點。如果我盯著一支湯匙，那我就只會看到那支湯匙；若盯著盤子看，我就只會看到盤子。而且，畫面中的餐具全部都會快速移動，我的眼睛跟不上它們的速度，完全不知道整個畫面發生了什麼事。結果，這幕絢爛華麗的畫面對我而言就像是搭了一趟瘋狂旋轉的雲霄飛車，我完全不知道自己看了什麼，最後只有一身疲憊。

後來，我都會選擇身體狀況好的時候才去電影院。即使如此，我還是經常覺得很難一覽整個螢幕。畫面同時出現很多人物或物品時，我只要被其中一項吸引目光，便看不到其他的人物或物品。最後，我只會覺得自己看了一段破碎的影像，真的很可惜。用筆電的小螢幕看電影的話，反而不會給大腦造成太多負擔，所以不會那麼吃力，還能看清楚整個畫面，知道完整內容。

感動是需要能量的

我還明白了一件事，那就是我在大腦功能不彰時，無法產生感動的情緒。

我很喜歡美術館，通常都是在身體狀況不錯時去美術館參觀。有一次，我到名古屋參加讀書會，美術館正好展出我非常想要看的梵谷畫作，所以我還是帶著筋疲力盡且「使用後的大腦」前往名古屋波士頓美術館。

然而，儘管我的大腦認為「那真是一幅傑作」，我的內心卻毫無波瀾。

我感受不到自己的體內湧現出生命的活力，也感受不到那種會令人顫抖的感動充滿著我的身體。我沒有任何感動的情緒。

那真的是一種很奇妙的感覺。我仍然能看到鮮豔的色彩和美麗的構圖，也知道那是一幅偉大的作品，但我就是不覺得感動。我覺得自己像個一個人形機器人，從大腦的視覺皮質區通往感動的迴路就像被人拿剪刀剪斷了一樣。

原來，產生感動的情緒是需要大量能量的。

或許也因為上了年紀，現在的我即使到美術館參觀作品，也很容易覺得疲累。因此，我現在只會挑選幾項自己最感興趣的作品，好好地專心欣賞。

下雨了就撐傘吧

現在，我的大腦偶爾還是會無法正常運作，不過我已經習慣，配合情況調整作息已是生活的一部分。我會把用腦的工作安排在上午，午飯後睡個午覺，下午則處理家事或雜務。天氣或身體狀況不好時，我可能會一早就全身無力。我的生活與健康的人不太一樣，但我已經不再為此悲觀。就像天空下雨時，大家就會默默撐傘，沒人會抱怨。我也只是身體狀況不好就去休息而已。

當腦袋累過頭而開始難受時，我便會躺著閉目養神。寫作耗盡腦力時，我就會停下寫作，離開房間去看看附近的花花草草。

這種時候，我反而覺得雜草或樹葉比花園裡盛開的花朵更能撫慰我的大腦。其他東西都不像植物的綠色那樣能夠緩解大腦的疲勞，綠色植物對我來說就像一帖特效藥，而且還是免費的。

潺潺流水聲對我來說也是一種療癒，只可惜我家附近沒有溪流。

我深刻體會到壓力對大腦造成的傷害最大，所以我很努力在避開壓力。

有人曾問我：「你怎麼可能完全避開壓力呢？」對於早已離開職場，也跟各種團隊或組織沒什麼關聯的我來說，只要下定決心將自己的身體（大腦）擺在第一優先，不要一直顧慮那些人情義理，就能減少許多不必要的壓力。

不過，這也是我在生病以後才做到的事情。

過去的我是一個沒辦法拒絕別人請求的人。就算覺得辛苦，只要我搭的這艘船還在前進，我就不會考慮前進以外的選項。直到這艘船翻覆，將我拋入大海以後，我才改變了自己心中的優先順序。得到這個治不好的病，反而成為我為數不多改變人生方式的契機之一。

眼睛是腦袋的窗

大約在三十歲時，發生一件令我至今無法忘懷的事。某天早晨，年幼的孩子高燒不退而熱痙攣。過去即使發生熱痙攣，也只會持續一分鐘左右便停止。然而，這次的熱痙攣卻久久未停，孩子甚至在停下痙攣以後，完全沒有了動靜。

「他沒有呼吸！」丈夫驚呼，我立刻打電話叫救護車。

孩子一直沒有意識，直到上了救護車才慢慢睜開眼睛，但他卻像完全不認識我們一樣，一直發出低沉的呻吟聲，拚命地想從爸爸的懷中掙脫。

那一刻，我的孩子完全變了一張臉。不只是他的表情及眼神，整張臉都像變成了另一個人。我焦急地詢問救護人員，但他們都低著頭不說話。我當時心想，我的孩子恐怕因為缺氧而導致腦部遭受了無法復原的損傷。

後來，孩子再次失去意識，再一次醒來已經是在醫院了。那時，他才恢復原來的面貌，開口問：「這裡是哪裡？」然後對我說：「媽媽，我剛才真的好害怕……我一直在叫『媽媽、媽媽』。」

這段經歷至今仍深深烙印在我的心中。那時是我第一次明白人類的面貌並非固定不變，而是會隨著大腦的狀態而產生劇烈的變化。

大腦的狀態會反映在眼睛裡

我深刻體會到這種病是「大腦狀態不穩定的疾病」。疲勞、壓力、天氣（氣溫與氣壓的劇烈變化）都是主要的發病因素，有時甚至會毫無預警地發作。我也曾在午睡時突然發作，身體非常不舒服，讓我不得不醒過來。

這時，我若是去照鏡子，就會發現自己的臉變了樣。當我覺得「我現在的大腦已經完全不行」時，我的眼睛就會變小，眼神渙散無光。有個詞叫做「死魚眼」，我覺得自己的雙眸就是這種黯淡無光的樣子。我曾看著鏡子，心想：「原來這就是（重度）失智症患者的臉。」

有一次，我回到老家，家人對我說：「我們看得出來你的面貌在改變。」後來，我問他們覺得那時的我看起來是什麼樣子，他們說：「你就是一臉呆滯，我們看不出來你能不能聽懂我們在說什麼。」當時我完全能聽見周圍的對話，但突如其來的強烈疲累感以及腦部的異樣不適，讓我難以進行思考，只想躺下休息，完全沒辦法主動參與他們的對話。

停下攝影機！

除了幻視與錯視（詳見六十五頁註解），我的眼睛還有許多問題。例如：在昏暗環境中看不清楚、特別難辨別藍色、夜晚的光線過於刺眼等等。

雖然不常發生，但我偶爾還是會發覺自己的大腦無法正常處理視覺方面資訊。有一次，我外出散步時，突然覺得眼前的世界劇烈地上下搖晃。我驚訝地停下腳步，劇烈的搖晃也隨之停止，所以我很確定這並不是頭暈或地震。我試著繼續前進，那種搖晃的情況就消失了，第一次遇到這種情況真的把我嚇了一大跳。我猜，我們的大腦可能跟手機一樣有「防手震功能」，或許是因為這個功能突然失效才會這樣吧。

後來，丈夫邀我去看電影《一屍到底》。電影一開場就是以手持攝影機拍攝的晃動畫面，讓我感到極度不適。我只能立刻離開座位，衝到洗手間，儘管我的胃已經空無一物，但還是不停作嘔，只能癱坐在地上不停地喘氣。回家以後，我直接上床睡覺，那股不適感一直持續到隔天。我本來就容易暈船，但從來沒像這次這麼嚴重。我想，這應該不只是體質因素，還有路易氏體失智症引發的自律神經症狀，以及大腦在處理視覺資訊時出現問題。

體驗過世界被切斷的瞬間

之前好幾次面對不熟悉的樓梯時，像是：日本老宅中的陡峭窄樓梯、從纜車下來時的不規則變形樓梯等等，我的身體都會突然無法動彈。

我以前也出現過以為家裡客廳的牆壁出現半球狀隆起的錯覺，但那幾次的樓梯並沒有像之前那面牆壁一樣變形，看起來也沒有在移動，我看到的樓梯還是原本的那個形狀。只是，我卻對自己看見的這個世界產生一種強烈的不協調感，感覺自己與眼前這個世界的聯繫完全被切斷一樣。

儘管樓梯就在眼前，我卻感覺自己的身體像是某個不知名的地方，不知道該如何邁出下一步。當我試圖移動時，莫名的恐懼感以及不安感卻愈強烈。

「我的身體不聽使喚……」我真的很慌張。我沒有頭暈，但腦袋昏昏沉沉。正當我想大聲求救的那瞬間，異常的感覺突然消失，我又能順利地走下樓梯了。

後來回想，我覺得這應該是大腦一時無法處理眼睛接收到的三維視覺資訊。我在猜是不是連接眼睛、大腦與身體的迴路出了問題，沒辦法正常連接，所以接收到的資訊才會卡住了。就像以前常看到一些接觸不良的老舊家電雖然壞了一陣子，但偶然之間又能通電，好像什麼事都沒發生過，繼續地運作。

大腦很勤勞，卻容易被騙

舉起眼前的杯子、跨過地上的水窪、將紙屑丟進垃圾桶……我發現大腦必須在看到這些物品的瞬間，精準測量出距離、高度、寬度、深度等各種位置資訊，並按照正確的順序及時機指揮每一塊肌肉運作。大腦一直都是在無意識之間瞬間執行了如此複雜又極為困難的任務。

這麼一想，我們的大腦猶如一位超級英雄，值得我們致上敬意及謝意，不過我們的大腦其實也很單純，有著容易受騙上當的一面。

任何人走在故障停止的手扶梯時，肯定都會覺得腦袋有些混亂。這是因為大腦會使用「針對移動中的手扶設計的算式」對肌肉發出命令，而這個命令不適用於靜止不動的手扶梯，所以我們就會在那一瞬間感覺到有種突如其來的困惑感。

我曾把一個長得像石頭一樣的保麗龍擺飾誤認成真正的石頭，結果我把那顆保麗龍石頭舉起來時，我的大腦驚訝得不得了，反而覺得很有趣。我們的大腦似乎用看的就能測量物體的重量，並且指揮手臂的肌肉動作。

現在還有一種道具能讓任何人都體驗到更加強烈混亂的感受。那是一種很特殊的實驗用眼鏡，戴上眼鏡以後，眼前的景象都會上下顛倒、左右相反。我在三十幾歲時帶過這種眼鏡，但因為太害怕了，只能小碎步地往前走。

別人把紙跟筆拿給我，叫我寫字時，我看著紙上的線條，卻寫不出任何一個字。我想寫漢字，於是試著先寫一豎的筆劃，結果手中的鉛筆竟是由下往上移動，畫出一條直線；我想寫一橫的筆劃，手中的鉛筆也是由右往左畫出一條線。我的腦袋完全混亂了，因為我實際的動作跟眼睛所見的動作完全相反。我覺得自己的手好像被人掉包一樣，因為我完全沒辦法靠意志控制自己的手部動作。我怎麼努力都寫不出像樣的字，在我終於放棄時，我的手也已經無法動彈了。

不過，只要我一閉上眼，我就能順利地寫出歪七扭八但至少像樣的字。大腦是如此輕易地被眼前所見的畫面迷惑，甚至連動作都完全被限制住了。

每天持續戴這副眼鏡的話，大腦似乎就會逐漸適應，最後便能正常地生活。只是，後來再摘下這副眼鏡的話，大腦又會跟剛戴上眼鏡時一樣，面對一段混亂與掙扎的日子。

大腦似乎一次只能選擇一種視覺感知方式。

「習慣」的影響

我們的生活有極大程度依賴於視覺，因此只要晚上停電，我們就會難以行動。然而對於視障人士而言，這並不會造成他們的困擾，因為他們會運用其他的感官去傾聽聲音、感受空氣流動等等，以更多元的方式去感知這個世界。不過，由於我們只習慣自己所認知的感官方式，所以無法想像與之不同的世界。

我們不會覺得「不能像鳥一樣飛翔真是不方便」或「無法像魚一樣待在水中真是可憐」，但是看到別人不具備我們天生擁有的能力，或試著去想像他們的生活時，卻會不自覺地覺得：「他們這樣會有多麼不便呢……」

這真的是很奇妙的想法。我們受限於自身的身體條件，僅能在自己的認知範圍內想像世界，這樣的限制反而才是真正的不自由。

曾經有一群孩子體驗坐輪椅以後，說：「我現在終於明白這有多辛苦了。」而身為輪椅族的熊谷晉一郎先生※則笑著回答：「不，其實沒那麼辛苦啦。」我聽了也跟著一起笑。

我曾編寫《VR失智症——路易氏體疾病幻視篇》（SilverWood公司製作）的劇本。大多數人在體驗後的第一句話都是：「原來這麼可怕啊！」

我後來在體驗課程中補充了一段自己的影片，內容是：「其實並不是一直都這麼可怕，久了就會習慣。只要當事人與家屬若不把幻視視為異常，便能與它和平共存。」

※熊谷晉一郎先生是東京大學先端科學技術研究中心的副教授（小兒科醫生），亦是患有腦性麻痺的輪椅族。代表作有《康復的夜晚（リハビリの夜，暫譯）》（醫學書院）。

在VR失智症系列中，有一部作品是《你要把我怎麼樣？》，體驗者要站在一棟高樓的邊緣。有些體驗者會嚇得全身顫抖，努力張開雙手保持平衡，有些體驗者則毫無畏懼，泰然自若地站著。所有體驗者觀看的都是同一段VR影像，每個人的身體反應卻大不相同。

至於我的話，我則是在這項作品的體驗過程中失去平衡，跌倒在地。下河原忠道先生（此專案的製作人）說：「有一千多人參加體驗，你是第一個跌倒的人。」我在想，一千人中只有我一個人跌倒的話，那可能是我的視覺訊息處理與運動功能之間某個地方出了點問題（體驗者人數已達數萬人）。

救贖的話語

眼睛是非常奇妙的器官。人在看到任何讓自己心動的事物時，無論是小孩還是老人，眼睛都會閃閃發光。我們的雙眸在那時究竟發生了什麼事呢？

此外，看到別人光彩奪目的眼睛時，即使對方並未微笑，我們還是會忍不住被吸引，感覺光是看著對方的眼睛，自己的心情也跟著好起來。反之，暗淡無神的眼睛則會讓人看了便覺得心情沉悶，不自覺地想遠離這個人。所謂的「精神狀態」其實就是大腦的狀態，而我們眼睛的光芒會反映出這個狀態，並像傳染一樣讓其他人的大腦跟著同步，真的是一個非常神奇的現象。

當我們的心中充滿希望時，世界就會顯得格外美麗，光輝動人；當心中滿是絕望的想法時，再美麗的花朵看起來也不覺得有何動人之處。經歷過這些事情之後，我也終於明白大腦並不會如實地去認知這個世界。「我們看著眼前的同一個世界」只是一種錯覺，每個人眼中的世界肯定都不同吧。即使是同一個人，他們心中的世界也會隨著各種因素而產生變化。

在我意識到自己或許得到路易氏體失智症，並認為自己的未來沒有任何希望的那段期間，我看著大海就會想像自己沉入海中，看著疾駛而過的車輛就會希望有車子來撞我，每天都是這樣的念頭。我能夠走出來是因為有家人和朋友的陪伴，而每當我感到痛苦時，書中的文字總是能帶給我力量。

「我們的這一生，在宇宙看來不過就是一場夢。」

哲學家池田晶子在《殘酷人生論（殘酷人生論，暫譯）》（每日新聞社，第八十四頁）中的這一句話，為當時的我帶來了莫大的安慰。儘管我身處於無法自拔的困境，但既然這一切只是宇宙的一場夢，這些經歷也許是理所當然的吧。每一段生命都是那麼短暫而脆弱，但即使是我這樣的人也能從宇宙中獲得生命，那麼它或許比我想像的更加珍貴。宇宙的夢裡或許沒有所謂的成功或失敗吧。不管人類的眼睛看見的是什麼，一切的事物在宇宙的眼中都不過是微不足道的小事吧。

我抬頭仰望凜冽的夜空，小小的星星都在靜靜地閃爍，那光芒是如此美麗而清澈，無論是那時還是現在，都一直在安慰並鼓勵著我。

睡覺是一種苦行

我變得很不喜歡睡覺，這個狀況已經過了將近二十年。

睡覺對我而言是一件極其艱難的事。年輕時的我不論在什麼環境，都能迅速陷入沉睡，然後神清氣爽地醒來。回想起來，那真是了不起的身體能力。如果大腦不是極度健康的話，根本使不出這樣的絕招。

我想，「健康」的條件也許就是「頑強與鈍感」。

比起阿茲海默症，路易氏體失智症的患者更容易在早期就出現睡眠障礙的症狀。我也是因為失眠困擾，才會在四十一歲時求醫。當時我有嚴重的頭痛跟倦怠感，「總得好好睡才能工作，先拿點藥吃吃看再說吧。」我想得很簡單，於是隨意選了一家大型綜合醫院就醫。我當時完全沒想到，我在接下來六年間竟然都會以「憂鬱症患者」的身分持續就醫治療。

許多路易氏體失智症患者一開始都會被診斷為憂鬱症（參考第二三九頁註解1），一半以上的人都會出現強烈的藥物過敏反應（參考第二〇七頁註解），飽受藥物副作用的折磨。我出現的藥物副作用也非常嚴重，那間醫院每年都會給我換一名主治醫生，只有最後一位醫生願意讓我停藥。

在停止服用抗憂鬱劑以後，我的身體時隔六年終於恢復元氣。

但我還是睡不好，這幾年情況時好時壞，睡不好的這件事已成為家常便飯。

我多年來都在斷斷續續地服用安眠藥，有一天卻發現它完全沒效了。吃藥沒有效果，只會讓我的腦袋在隔天醒來後不舒服一整天，於是我澈底停藥。沒有了能讓我依賴的藥物，我的想法也開始轉變。「一、兩天沒睡也不會死啦。」不斷地像這樣催眠自己以後，我漸漸地不再那麼害怕失眠，或許正是因為這個緣故，我後來輾轉難眠的夜晚也減少了許多。

剛入睡時的恐懼

我常常在剛入睡時突然感到一陣痛苦，然後驚醒過來。

我本來就很難入睡，好不容易意識朦朧，終於要睡著的那一刻，我卻覺得胸口突一陣難受，讓我猛然睜開眼睛。我搞不清楚身體裡發生什麼事，就好像被人突襲一樣。

這情況會慢慢緩和，躺在床上的我再度漸漸地進入睡眠狀態，卻在入睡的那瞬間又遭受到同樣的痛苦，再度驚醒，一直重複這樣的循環。有時，我甚至會發出呻吟或尖叫，身旁的丈夫也被我嚇得臉色發青。

有時除了胸口的壓迫感，我在晚上剛入睡或中午睡覺時，也會感覺到大腦有不適感而醒來。我不曉得是血壓不穩定還是其他因素，總之絕對不是一件好事。

每次發生這種狀況，我都會擔心腦細胞有沒有受損，多希望能有個專家肯定地對我說：「這種情況完全沒問題，請您放心。」

剛入睡時的不適現象並不是固定發生的，它有時會消失一陣子，有時又連續好幾晚都出現。經驗告訴我壓力可能是誘發它出現的原因之一，但有時它又在毫無壓力的情況下出現，完全沒有預防及應對的方法。

它連續好幾晚都出現的那陣子，我都會害怕面對上床睡覺的這件事。

我一度懷疑自己是否有睡眠呼吸中止症，醫生聽完以後卻跟我說：「如果只發生在入睡瞬間的話，那就不是。」晚上睡覺時，我通常都會醒來兩、三次，但不是像這樣難受到驚醒過來。醫生說：「路易氏體失智症會影響到大腦負責睡眠與清醒的區域，所以患者會出現各種睡眠問題。」

雖然還不至於被嚇到從床上彈起來，但我也經常一躺在床上就覺得大腦突然變得很清醒，或是覺得身體很沉重、無所適從，還會覺得噁心想吐等等。

路易氏體失智症也有因身體姿勢改變而造成血壓劇烈波動的症狀（姿勢性低血壓、臥位高血壓），或許多少有影響到睡眠。

難親近的人

入睡時的那股全身沉重感總是在大腦疲憊時顯得特別嚴重。只要我因為演講等活動過度使用大腦，我就會感到筋疲力盡，迫不及待地想要休息。但愈是這樣的夜晚，我就愈加輾轉難眠，只能一直在床上痛苦地掙扎。

如果晚上較晚回家，導致就寢時間比平時晚的話，也會發生類似的情況。或許是因為晚上還在跟人交談、暴露在強光之下、接受各式各樣的刺激，大腦還處在興奮的狀態吧。我害怕入睡時的那種痛苦，所以不論是多開心的聚會，我都會提早離席回家。若不留些精力，我真的沒把握能夠獨自搭車回家。不過，我從未向對外解釋這些原因，大家應該也覺得我這個人很難相處吧。

別人知道我生病可能就不會再邀我，這種感覺會讓我有些難過，不過我還是會避免晚上外出，即使外出也會像有門禁時間的高中生一樣匆匆回家。

不曉得是不是因為身體在入睡時都會有許多開關在切換，只要我一躺到床上，雙腳或腰部等局部就會冷到發疼，好不容易暖和起來，卻又突然覺得酷熱難耐，甚至開始流汗。有時我會全身濕透，有時則只有手掌和腳底出汗，甚至曾經發生過右手汗如雨下，左手依然乾燥的奇怪情況。我的床邊總是備著各種厚薄不同的棉被，以便我在夜裡替換。

有位朋友曾說：「一整天的工作結束以後，鑽進溫暖的被窩睡覺，是一天最幸福的時刻。」然而，我已經記不起來那種感受。

惡夢與夢話

此外，這種失智症也會在真正發病前，就頻頻發生快速動眼期睡眠行為障礙。患者會在睡夢中大聲說話，聲音大到能傳到隔壁房間，或是在做惡夢時大聲尖叫、照著夢境出現同樣的動作。

在出現睡眠障礙的好幾年前，我就已經開始在做惡夢時大聲尖叫。

有一段時間，我會不斷重複做著同樣的夢。

我夢到我獨自一人在狹窄的異國巷弄中逃命。道路兩旁盡是高牆，有如迷宮一般複雜。路上空無一人，追殺我的人已經在我的身後咫尺，而我也被逼到了死路，我想逃跑卻害怕得無法動彈，想大聲求救卻發不出任何聲音。當我拚盡全力試圖叫出聲時，卻看到像是柴刀一樣的武器朝著我劈頭而下。

那一瞬間，我的尖叫聲混雜著丈夫驚恐的呼喊聲，他喊著：「發生什麼事!?」從惡夢中驚醒的我喘氣許久才緩了過來。

不過，我已經好幾年沒有做過這個夢了。我覺得自己以後應該不會再夢到它了吧。

這場病讓我學會了以善待自己的方式活下去。

我在過去的這一年裡幾乎沒有做夢，讓我不禁懷疑這是否也是因為大腦出現異常所致。但是，當我向丈夫提起時，他卻說出令我意想不到的事實。

「什麼？妳常大聲說夢話，還講得很清楚啊。難道妳都不記得了？」

夢境與現實的邊界

夢境及睡眠中的大腦活動仍然有許多未解之謎。一位同為路易氏體失智症的朋友曾說：「我每晚都會做非常逼真的夢，幾乎無法區分現實與夢境。我覺得自己根本沒睡覺，好像二十四小時都在活動，無法消除身體疲累。」

我也很能體會這種睡不著覺且醒來以後依然疲倦的感覺。據說這種失智症會影響大腦負責調節清醒與睡眠的開關，還會出現各種難以理解的情況。

有時我還沒真的入睡，卻已經開始在做夢。「我明明還沒睡著，怎麼會做夢呢？」我很驚訝，因為我還聽得見周圍的聲音，同時卻已經在做夢。

此外，這種失智症還會造成視覺變形，讓人看到扭曲變形的房間，或是像波浪般起伏的走廊，我則在睡夢中不斷經歷這樣的場景。

我的夢境沒有任何故事情節。我會躺在或坐在房間裡，但整個空間都在扭曲、晃動，感覺有點像是喝醉一樣，但眼前的世界扭曲的更加誇張，我根本無法分辨哪邊是天花板、哪邊是地板。整個身體則是像貧血時快要暈倒那樣，痛苦無比而且噁心難耐，宛如身陷危機。即使拚命地想站起來，卻總是跌倒，我爬起來又會再次倒下，一直反覆。

有時夢醒以後，我的腦袋仍沉重異常，噁心感也遲遲未消。我動彈不得，索性繼續躺著，結果又睡了過去。我總覺得這不是一場單純的夢，而是大腦內部發生了某種異變，但連醫生也無法解釋其中的機制。

大腦創造出的「現實」

不過，我曾經有一次成功地戰勝了這場夢魘。

我在夢中選擇閉上眼睛。隨即，世界變成了一片黑暗，暈眩感幾乎消失了，我可以扶著房間的牆壁慢慢移動。／我成功克服了。醒來後，我感到無比欣喜。／我並沒有被這種症狀擺佈，我也能克服它。／即使未來還會出現幻視，我覺得我一定能找到應對的方法。

（摘錄自《我的大腦發生了什麼事》，二〇一三年二月二十四日的日記，第七十一頁）

據說，我們所相信的「眼前所見的現實世界」，其實只是大腦根據眼睛接收到的視覺資訊，進行各種選擇、補充並且重新構築的影像而已。換句話說，夢境與現實都只是「大腦所見之物」，並無區別。

雖然我的幻視跟夢境比起來顯得單調許多，不過我的幻視其實也是由大腦創造的「現實」。現實、夢境與幻覺三者之間，沒有真假對錯之分。正因為我們能夠看見不存在的事物，才能構築出美麗豐富的世界，並與那無法見到的永恆相連。

放開掐住自己脖子的手

有時，別人會對我說：「樋口小姐，你的病情似乎完全沒有惡化呢。」

我的大腦有時可以順利運作，有時則會休息停工。平均值對我而言沒有意義，所以也無法輕易比較，不過我也逐漸意識到有些事情變得愈來愈困難，其中之一就是在公開演講時掌控時間、分配時間這件事。我每個月大約有一至兩場的演講，無論主辦方為我安排的演講時間是三十分鐘還是九十分鐘，我都很難憑著感覺去掌握時間的長短，所以每次都要嘗試不同的方法。剛開始，我利用會場螢幕上的投影簡報當作時間標記。

我會事先分配每張投影片的時間，例如：這張投影片講兩分鐘，那張投影片講四分鐘等等，並用大大的字將各別時間及總計時間寫在一張大紙條上。

這樣，我演講時就能對照廚房計時器和紙條上的數字，我也使用這方法一年左右了。每次演講都會更新內容，因此我會先在家排練，確認是否超時。

只是，我後來發現自己愈來愈難同時注意紙條上的數字與計時器上的時間。

從幼稚園開始，我似乎就不會因在眾人面前表演而緊張，所以並不會因為緊張而無法發揮。雖然能保持冷靜，但光是講話就讓我分身乏術，根本沒辦法分心兼顧時間的分配。

後來，我也經常忘記在演講開始時按下計時器，就算按了計時器，也常常到了演講快結束時才想起它的存在，這個方法漸漸地失去效果。每次到了演講尾聲，我才驚覺已經是這個時間，眼神久久無法離開計時器，感覺自己每一次都像是在跟時間搏鬥一樣。

無奈之下，我只好不斷減少簡報的張數，以確保即使時間分配失敗也不會超時，結果就連演講的內容也一再刪減。

從「能做到」到「做不到」

在接下公開演講的前面幾年，我很少提及除了幻視以外的症狀。直到在醫學書院的網路雜誌《KANKAN!》連載以後，我才開始對外公開自己的症狀，並在演講中談論更多細節。

只是，這個過程花了我很長一段時間。即使在已經公開我的病情之後，我覺得要在別人面前談論那些「普通人能輕鬆做到而我卻難以做到的事，以及我再怎麼努力都做不到的事」，對我而言仍然是一件非常不容易的事情。

不過，當我鼓起勇氣談論症狀以後，我發現描述具體症狀更能讓聽眾產生生動的反應。我以幽默的方式描述我的症狀，將失敗經歷當作笑話來分享。聽眾都是很純粹地驚訝，並未流露出鄙視或憐憫，這讓我由衷地鬆了一口氣。

在我剛出來發聲的那時，社會普遍認為「失智症患者什麼都不懂，什麼都做不了」，因此我希望能透過演講展現完全相反的形象，也就是「我能做到」的部分。我之所以站出來發聲，就是為了改變失智症的刻板印象……

只是，當我刻意隱藏自己的脆弱，只強調自己「做得到」的部分時，反而讓人誤以為我沒有遇到任何困難。畢竟，人們並不熟悉「做得到」與「做不到」的兩極之間還有無數個的可能性（更進一步來說，「重度失智症患者什麼都做不了」與「健康的人什麼都能做」都只是錯誤的刻板印象而已）。

最近，我開始隨心所欲談論自己的症狀和失敗經驗，不再中規中矩地進行演講。我省略掉許多原本想說的內容，演講也往往以「時間到了，演講到此為止」的形式結束。我想分享的事足以講上好幾個小時，但也只能作罷。

被「精神飽滿」形象拋下的我

當演講時間超過一小時，主辦單位也表示「稍微超時也無妨」時，我的心理確實會輕鬆一些，但長時間的演講對我的大腦而言並不輕鬆。

這種狀況就像是硬將一輛跑了十萬公里的老舊輕型車套上全新的豪華轎車外殼，然後以時速一五〇公里的速度疾駛一小時。大家都覺得：「看吧？不是跑得好好的嗎？外觀看起來也很正常嘛。」可是沒有人知道那輛車停進車庫後的樣子。

當演講結束，說完「謝謝大家」並鞠躬的那一瞬間，我總會意識到自己在頭痛。「好想就這樣直接躺下……」心裡這麼想著，卻還是得打起精神，繼續帶著笑容與不同的人交談。

我在別人的面前總是努力保持精神抖擻的樣子，所以我一直以為沒有任何人看見我狼狽的模樣。結果，前幾天卻有一位熟人對我說：「你在台上演講的樣子比健康的人還要有活力，但是當我看到你疲憊不堪地垂著頭，走進車站驗票口的背影時，我真的嚇了一跳。」

我怎能讓別人看見自己那副可憐的真實模樣。不管多麼疲憊，無論頭痛有多嚴重，只要在別人面前，我就會自動切換成笑容，因為笑容能讓人際關係更順暢，本身也具有一種力量。只是，我覺得要求一名以演講為工作的失智症當事人始終保持樂觀、活力充沛且面帶微笑，並不是一種很自然的期待。

我在日常生活中並不多話，也很少外出。我雖喜歡與人相處，現在的我卻容易感到疲累，因此也鮮少與人社交。

最近，我愈來愈頻繁地感受到我被自己塑造出的精神飽滿形象拋在後頭。

一瞬間墜入混亂

我出門參加演講時，基本上都是獨自前往。主辦方經常問我：「您會怎麼過來？」我每次都反問：「請問哪條路線最簡單、省力，轉乘最方便呢？」

若要在從未轉乘過的車站轉車，我一定會先上網看車站內部的平面圖。如果是大車站的話，我通常只能確認一件事：「這裡複雜到我完全搞不懂！」

現在網路上有許多模擬轉乘路線的影片，所以我會先看影片預習。當我抵達陌生的車站時，都會緊張地想著：「我能不能成功轉乘呢……」發現眼前的景象與影片中的畫面一致時，我就會感覺鬆一口氣。

我的經驗告訴我，只要一路詢問路上的好心人，最後一定能夠順利抵達目的地。只是，如果我想要準時抵達的話，還是必須自己做好事先準備。

如果我在轉乘時出了錯，焦慮感就會瞬間佔據大腦，讓我立刻陷入混亂。

「怎麼辦？這樣我會遲到！」

一旦陷入這種狀態，我就會不假思索地跳上眼前那一班車門開啟的列車，甚至會搞丟原本拿在手上的車票。我究竟重複犯過多少次這樣的錯誤呢？

我一直以為自己能夠保持冷靜，擁有邏輯思維，但這些能力在這種情況下根本派不上用場。

我明白自己的大腦在關鍵時刻就是一無是處，我無法信任自己。我就像一棵根部被蟲蛀空的樹，一旦遇上問題就會輕易地倒下。

正因為這樣，我才希望能夠事先排除一切可能引發焦慮的因素。只要能夠保持平常心，我的大腦應該就能正常運作。

想擺脫「必須要做到」的壓力

不過，當我與一位年輕型阿茲海默症的朋友聊到這件事時，他的回應出乎我的意料。

「我覺得遲到也沒關係。反正我已經先告訴對方『我可能會遲到』了。」

我從來沒想過可以這樣轉換想法。座談會等活動的主辦方，確實都會把集合的時間訂得很早，我們這些講者通常都只是在後台的休息室等待，沒什麼事情。也許是主辦方已經考慮到可能有人會遲到，才會把時間訂得更早一些吧。如果是這樣的話，那麼我提前告知主辦方：「假如途中發生一點狀況，我可能會稍微遲到。」或許就能減少雙方不必要的壓力。

不過，我大多是在車站與對方碰面，要是只有我一個人獨自摸索前往會場的路，我的大腦就會在正式演講前變得疲憊不堪。我不喜歡讓對方在酷暑或寒冬之中苦等，才會自動切換到「絕不能遲到的模式」。

我之所以產生這種困擾，並不是因為病情或症狀所致，而是出自我根深蒂固的「必須準時」、「不能給別人添麻煩」的觀念，就算會給自己帶來不便跟壓力，我還是會「習慣地」想靠自己撐下去。

想要擺脫這些從小就被灌輸的「常識」枷鎖比改變國籍還困難。即便因為疾病、受傷或年齡增長的緣故，而有愈來愈多事情都做不到了，這種習慣也不是說改就能改的。

高牆的真正形態

改不掉這種習慣會發生什麼事呢？我可能會沒辦法再外出吧。

調查※顯示，許多被診斷為失智症的人會大幅減少外出次數。我聽說有些人減少外出是因為家人擔心發生狀況而阻止他們出門，但也許多失智症患者看起來則是因為被從前健康時的常識綁架了，才會沒有勇氣踏出家門。我覺得迷路時跟別人問個路就沒問題了，但從事失智症朋輩支援的朋友告訴我，有很多失智症患者都「開不了口問路」。

※《友善失智症患者的城鎮建設指南——跨越部門與世代，擴展行動的關鍵要點》國際大學全球交流中心失智症友好日本倡議（推動失智症患者友好城市建設的調查研究計畫）

他們開不了口的理由很多，最主要是害怕被人投以「這個人是不是失智症？」的眼光。

以前的我也是如此，所以我非常理解這種恐懼。

不過，阻隔在我們與外在世界之間的高牆，其實並不是失智症的症狀。

沒關係的，我就是因為開始勇敢開口向人問路，才發現這個世界上其實充滿了善良的人。

「開動」前的漫漫長路

之前，我有幸接受研究者伊藤亞紗女士※1的訪談，分享我的症狀，訪談內容已公開在伊藤女士的網站上※2。當時，清水淳子女士※3不以文字紀錄，而是將我分享的內容繪製成大量插圖，以視覺圖像記錄生動地呈現出我在時間感知與行動安排上的困難。能親眼見證兩位專家出色的工作模樣，對我而言是一次極為珍貴的體驗。

在正式訪談之前，伊藤女士讓我先思考幾個出人意料的問題。其中最容易回答的問題是：「你覺得什麼事情最麻煩？」

※1……伊藤亞紗女士是東京工業大學文科研究教育院的副教授，專業領域為美學與現代藝術。著作有《不用眼睛，才會看見的世界》（仲間出版）、《口吃的身體（どもる体，暫譯）》、《記憶的身體（記憶する体，暫譯）》等。

※2……http://asaito.com/research/2018/12/post_53.php

※3……清水淳子女士是視覺圖像記錄師，擔任多摩藝術大學資訊設計學科的專任講師。著作有《一看就懂的會議圖表記錄術！》。

「下廚！」

我連想都沒想，腦袋就冒出了這個答案。

下廚，難如登天

當我進一步思考為何覺得下廚很麻煩時，各種理由就像香檳的泡沫一樣地不停湧出。

大多數的人每天都理所當然地進食，而這次的訪談讓我重新深刻地意識到這一頓飯到底要經歷多少道工序才能端上餐桌。

人們常說下廚有助於老年人維持大腦機能，但換個角度來看的話，這也代表只要人的大腦跟下廚有關的某些功能稍微衰退，順利做一頓飯的困難程度可能不是健康的人能想像的。

在我懷疑自己得到路易氏體失智症而就醫的那陣子，是我第一次發覺自己竟不知如何下廚。我思考要做什麼晚餐，腦海裡卻一片空白；看著冰箱的各種食材也沒辦法想像出可以搭配出什麼樣的料理。

此時，我若是愈努力思考，腦子裡的那一片霧就會愈來愈濃。

我以前是個每天都樂在其中的烹飪愛好者，這種變化對我而言無疑是一大衝擊。

以往只要看到食材，我就會興奮地想：「這些材料能變出什麼美味的料理呢～」食譜就像在洗撲克牌一樣地在我的腦海裡輪替，也經常冒出「用熟柿子來調味會不會很特別」之類的新奇搭配。

但現在，我大腦內的食譜檢索功能已經壞了。

我從前經常上網找食譜，對比不同做法並從中獲得靈感，開心地享受這個過程。然而，自從我對下廚毫無想法以後，我也失去了上網找食譜的動力。我現在還是會使用電腦（只要沒有新功能就沒問題），也會上網找資料，但幾乎無關烹飪。精心製作的料理也與我的生活漸行漸遠。

為什麼總是煮一樣的料理？

自從我無法再憑空想出食譜以後，我也沒辦法一次規劃好數天的菜單，或是一次採買完所需的食材。所以我變成每天都要出門買菜，但還好我也已經辭職了，多的是時間。

照理來說，我只要去超市採購並且考慮當天晚餐要吃什麼就好，當時的我卻覺得這件事就跟規劃一週的菜單一樣複雜。

看著超市裡各種食材，我竟一片茫然，根本不知道該買些什麼。

那時的我還沒接受治療，大腦功能嚴重退化，一想到：「我才五十歲就已經這樣，那明年、後年該怎麼辦？」就讓我只想癱坐在超市的塑膠地板上。

我現在還是會每天出門買菜，順便當作散步，而我也已經很習慣這時的腦海沒有任何關於晚餐菜單的想法。我會事先決定好今天煮咖哩飯之類的大方向，再帶著寫好的食材清單去採買，就算沒決定要煮什麼，我也會給自己設定「魚和肉輪流替換、選當日特價品、挑幾樣適合做沙拉的蔬菜」等簡單的採購規則，如此就不會覺得沒有頭緒。

現在的我只會重複做不太需要動腦的簡單料理。

生病之前，我經常變換菜色，像是今天煮日式料理，明天換西餐，後天煮中餐等等。

現在，只要做起來不費力，味道也不難吃，我一點也不抗拒連續好幾天煮（吃）同樣的料理。畢竟不用思考就能搞定是真的很輕鬆。

從「常識」的現實角度來看，我也覺得天天吃一樣的東西不太妥當，又必須顧及家人的感受，所以我還是盡量每天更換主菜。如果是我自己獨居的話，大概就會連續好幾天都做一樣的料理吧。相較之下現在的餐桌確實有些冷清，不像以前有那麼多道菜，也沒那麼多變化，但這已經是我的極限了，因此我也能坦然接受。

冬天時，我最常做的料理就是把各種肉類、蔬菜隨意切塊以後，直接加水煮成一鍋湯。我以前煮湯時還會放好幾種香料來調味，但自從聞不到味道以後，我也省略了這個步驟。

雖然稱不上滿意，但畢竟只有我和先生兩人生活，他回家後也從不抱怨，照樣吃得乾乾淨淨。

有一天，他卻突然說：「這陣子的晚餐味道有點奇怪，妳最近身體是不是不太舒服？」

那一陣子，我的身體狀況確實一到傍晚就變得很糟糕。

我會突然感到疲憊，腦袋充滿不適的異樣感，整個人呆滯。

自從生病以後，我就時常出現這種發作般的狀態，但還是頭一次幾乎天天都在固定時間出現。那時，我連出門買菜的力氣都沒有，只好用家裡現有的魚罐頭等食材做飯。

我的料理過程比平時混亂，動作也慢得像個老人，做到一半就會累得坐下，有時甚至索性放棄，直接躺下來休息。我試吃以後也說不出味道如何，直到丈夫開口，我才明白原來這麼難吃。

我不太清楚自己的味覺精準度。我知道我的味覺會受到天氣或身體狀況的影響，只要跟別人一起開心用餐，我還是會發自內心地覺得好吃，所以我並不想承認自己是個「嚐不出味道的人」。只是我很少發自內心覺得自己煮的食物是好吃的。也許就是因為這樣，所以我才會在煮出自己覺得好吃的料理以後，隔天又忍不住再煮一次吧。

被可怕的景象嚇呆

回到剛才說的在超市採購的問題。除了想不出食譜，我還有其他困擾。

我在開始進行失智症的藥物治療之前，就會頻繁地出現幻視，時常在購物時忍不住驚呼出聲。

當我要伸手去拿魚時，魚的眼珠竟突然轉動、裝著肉的塑膠盤竟然突然往左邊滑動、超市裡突然出現火災般的火團……我有好幾次還聞到店裡瀰漫著難以忍受的惡臭味。

我驚慌地環顧四周，其他人卻沒有反應，我才意識到那是我的幻覺。只是當時的我非常害怕這些幻覺，它們帶給我很大的壓力，有時甚至會讓我突然身體不舒服。一旦變成這樣，大腦就會迅速罷工，結果連原本熟悉的商品位置都記不清楚。我還清楚記得，那時的羞恥及恐懼讓我的淚幾乎奪眶而出，只能搖搖晃晃地在店內四處尋找商品。當時的我連「向店員詢問」這麼簡單的解決方案都想不到，完全喪失換個角度找出解決對策的能力，只能強撐著身體在超市裡遊蕩。每當聽到走失的失智老人竟是走到了令人難以置信的遠處時，我都會覺得他們也許就跟那時的我一樣。

一想到這裡，又是一陣揪心。

如果去不熟悉的超市，我現在還是會因為找不到商品而搞得自己筋疲力盡，所以我都習慣去某幾間小超市。也許有人會覺得在不同的店購物才能鍛鍊大腦，但做出一道料理的這條路對我來說真的很漫長。

只要順利拿著食材走到收銀台，再來就只需拿出信用卡結帳，不必費心計算金額。

接受治療之前，我好幾次忘記拿走已經結帳的商品就直接回家，不過我現在養成了反覆確認的習慣，不再發生這種情況了。我現在還會帶上購物清單，所以也不再發生忘記或重複買的情況。

秋刀魚就是要切塊！

買齊了食材，也確定了菜單，終於可以開始下廚了。

剛被診斷出路易氏體失智症的那陣子，我還能一邊煮湯一邊煎東西。有一次，我在湯鍋加了調味料，正在攪拌時卻突然瞥見右手邊冒出煙霧。「又來了！是煙霧的幻視。」我嚇一跳，仔細一看卻發現煙霧是從右手邊的平底鍋與鍋蓋之間竄出。「怎麼有煙？」我疑惑地掀開鍋蓋，竟發現鍋裡有一塊焦黑的肉。直到看見那塊肉，我才想起右手邊的平底鍋正煎著肉。

肉愈來愈焦的味道，我竟也毫無察覺。

假如有家人能代替我每天下廚的話，也許我就會乾脆放棄進廚房。不過，根本就沒有這個選項，所以我從那天開始就決定只開一邊爐火。就算做飯時間會增加一倍以上，我也不想再經歷那樣的驚恐。後來有很長一段時間，我都是做完一道菜才接著做下一道。

如今，我已經熟悉自己的大腦運作，並懂得利用計時器設定提醒，讓自己能一邊煮味噌湯一邊烤魚。當食材從我的視線消失時，我仍然會忘記它們的存在，但只要計時器一響起，我又會立刻想起來。我們無法同時做兩件事並不是因為記憶消失，而是因為有注意力障礙。

我的嗅覺幾乎完全失靈，不過我會設想這些食材大概幾分鐘可以煮熟，然後設定計時器來提醒。不管是魚肉還是其他肉類，我都會切開來看，根據顏色確認熟度。假如還沒熟，就再設定一次計時器，稍微煎烤一下以後，再次切開來確認。

有一次，丈夫問我：「為什麼我們家的秋刀魚（鹽烤的）都碎成一塊一塊？」對我來說不論是一整條還是切塊的，秋刀魚就是秋刀魚，味道都是一樣。

至於賣相如何，那並不在我的考量範圍。

致不擅長下廚的我們

通往做完料理的道路似乎永無止境。這條路上最讓人困擾的其實是流程。每個人的狀況雖不同，但就像練習網球或排練舞台一樣，只要長年以來每天持續做某件事，身體就會自然地記住做這件事的流程。不需任何思考，身體也能自動執行那些流程。

但是，我在這幾年強烈意識到身體從前記住的那些流程正一點一點地在剝落。當下的身體狀況（大腦狀態）會大幅影響下廚流程的順利與否。

狀態好的話，連自己都會驚訝：「今天做起來沒那麼痛苦呢！」

傍晚最容易感到一整天的疲勞，大腦的狀態也愈常跟身體狀態同步。

「我應該要先做什麼才對？嗯……那接下來又要做什麼？咦？我應該加什麼調味料？」

這樣的情況簡直就跟小學生第一次下廚沒兩樣。

以前，我都會先把炒菜要用到的調味料（醬油、料理酒、蠔油等）舀入一個容器裡混合好，放在爐台旁邊待命。可是，我現在都是在蔬菜都被我炒到變軟以後，才突然想到：「啊，還沒加調味料！」我只好先關火，然後到處去找調味料。而這樣的情況一直在重複上演。

從前那個健康的我若是站在旁邊看，一定會瞪大眼睛說：「你在幹嘛啊？這樣會很難吃！」現在的我則會誠實地回：「是啊，這樣真的不好吃。」並接著回：「可是做不到的事就是做不到，討厭也沒辦法。」

當我狀態糟糕到不行時，思考本身就是一種折磨，連去思考應該要用哪些調味料都覺得麻煩。索性不管味道變得如何，直接拿起高湯醬油、柚子醋之類的調味料隨便淋上去。「不曉得是什麼的料理」總算是勉強完成，丈夫也只是默默地再淋點醬油或其他調味料就吃下去了。

這樣的情況日復一日，成為了我的生活日常，變得理所當然。「料理好麻煩，我真的不擅長」的心情愈來愈強烈，而「我的廚藝很差」的自覺則愈來愈薄弱。我曾想：「這是為了保護自己、讓自己生存下去的適應與進化吧？」但這樣的假設很快就被現實推翻了。

無法往回推算時間，只能一道一道做

回娘家時，我看著妹妹做料理。她就像施展了分身術的四位廚師一樣，同時進行烹煮、煎烤、切菜、洗菜的動作，迅速而俐落。不同的工序同時進行，沒有多餘的動作或失誤，就像是一場完美的團體操表演。我完全跟不上這種魔法般的節奏和流程，光是看著就覺得頭暈目眩。很快地，她便完成了烹調，將熱騰騰又美味的菜餚端上餐桌。

「我在生病之前也是這樣做的……」遙遠的記憶甦醒了。從前，我也能從開飯時間往回推算，腦海會自然浮現每道菜餚的所需時間，身體則俐落地在短時間內同時執行各種動作，一口氣完成多道菜餚。

如今，這種回推時間的能力早已從我的日常生活消失得無影無蹤。在面對某個時間點開飯的這件事時，我根本就不知道應該提前多少分鐘開始做哪些準備。只會愈想愈混亂、疲憊，最後乾脆不去想。所以，我決定一次只做一道菜，而且先想到哪道菜就做那道菜。我完全未考慮時間跟流程，所以當我全部煮完以後，所有的菜餚早都冷掉了。

有人可能會說：「那你至少最後再煎魚或肉吧？」我之前有好幾次狀態不佳，雖然想做出兩道菜，結果最後光是做完一道菜就筋疲力盡。而沒有主菜的餐桌實在不像樣，所以我覺得倒不如先趁著還有力氣的時候就把主菜的魚或肉煎好，才比較保險。

時間被偷走

除了無法回推時間，我還發現自己無法準確掌握時間的長度。

有一次，妹妹準備煮麵線，我則因為發現廚房裡沒有計時器而感到慌張。

「為什麼要按計時器？不用想也知道麵線要煮多久吧？」

妹妹說完以後便將弄散的麵線丟進滾水，轉頭就去做其他事情。

現在的我完全不能理解她為什麼不用計時器還知道什麼事要花多久時間。我就算盯著鍋子裡翻滾的麵線，也無法判斷過了幾分鐘。要是我同時還做其他事的話，大概就會完全忘記麵線的存在，直到煮麵水溢出鍋子，或是看到鍋子裡有一團糊爛的麵線，我才會發現吧。

我也完全無法估算鍋子裡的燉菜已經燉了多久，平底鍋裡的肉到底已經煎了幾分鐘。直到妹妹說了那句話，我才發現自己難以掌握一分鐘、五分鐘、十分鐘等等的時間長度。

有時安排要出門，我也一直在注意時鐘，卻不知為何總是最後才發現時間不夠而慌慌張張，我有種「我的時間在不知不覺間被偷走」的感覺，沒有合理的解釋能說明我的時間如何消失。但假如我的體內有個時分皆已失序的時鐘，那麼我的時間發生錯亂也就不足為奇了。

沒有香氣的廚房

不過，我想了想，就算我的時間感一團糟，但只要嗅覺還算正常，應該還是能靠氣味來判斷料理煮好了沒。我常盯著蓋上鍋蓋的鍋子，心想：「咦？這鍋裡到底在煮什麼？」但如果能靠氣味分辨的話，即便食物離開了我的視線，它的存在也不至於消失。這樣，或許我就不會再發生隔天才發現烤箱或微波爐裡還有食物忘記取出的這種失誤了吧。

沒有實際的氣味我便無法想像料理節目的那些菜餚是什麼味道。我要試吃才知道自己煮的菜餚味道如何，但有時連試了都吃不出味道。

沒有香氣的廚房變得無聊至極，我已經完全感受不到烹飪的樂趣了。當計時器一響，我就把火關掉，就像個機器人在下廚一樣。我的內心完全不想讓丈夫以外的人吃到我現在下廚做的這些料理。

拔不掉的刺

還沒結婚前，我都隨意打發三餐。只要回老家，媽媽就會準備我喜歡吃的菜，一片小小的醬菜也能讓我感受到那股豐饒，令我動容。

後來我結了婚，帶著孩子回老家時，媽媽的身體狀況已不如以往，因此改由我負責下廚。孩子漸漸長大以後，有一天，母親看著我在廚房忙碌的身影，驚嘆：「你的動作真快啊！」那時我深刻地感受到，季節會輪轉，孩子會長大，父母終將老去。如今才五十多歲的我卻已經和當年的母親處在同樣的狀態了。

我現在仍會因為祖母與外祖母拿手的料理而回想起兩位老人家。不論是祖母還是外祖母，她們做的都是再簡單不過的料理。即使她們已經過世好幾十年，每當我看到或品嘗到她們拿手的料理時，我都會懷念起她們。然而，我卻覺得不會有人會因為我做的料理而懷念我。

「做不到就是做不到，這也沒辦法。」雖然我這樣告訴自己，但這件事就像一根拔不掉的刺，多年以來一直折磨著我。就像有些男性退休之後會意志消沉，喪失廚藝的家庭主婦也會感到沉重的失落感。

鹹一點也好吃，淡一點也好吃

日本擁有世界少見的精緻便當文化，也曾經相當強調「母親親手做的家常菜」。我自己也長年執著於親手做飯，努力為家人及自己的健康，做出營養均衡的餐點。但健康料理終究是留給身體健康的人來做的。無法一切都盡如人意。

如今，無論哪裡都能買到現成的熟食，還有外送美食，美味的即食品，選擇多得數不清。日本的食品產業在這三十年間有了巨大的改變，就連我因為外出疲憊時，也會直接買個便當回家當晚餐。

我的丈夫過去對於進廚房總會有強烈的抗拒感，如今在家也會來廚房幫忙。即便他再怎麼不習慣做這些事，哪怕只是幫上一點點忙，我的身體和大腦都能輕鬆許多。

「幫我切菜吧。」當我這麼說，丈夫總會問我：「怎麼切？切多大？」我回答：「都行。」他便會切出我從未見過的形狀，但完全沒有關係。我的切菜方式也愈來愈隨性，反正煮出來的食物能吃就行。胡蘿蔔或馬鈴薯的皮不削也沒關係，湯的浮渣不撈也沒關係，根莖類蔬菜直接丟進熱水煮也沒關係。這些年來，我終於學會了這些道理。

不只是我的丈夫，我身邊有許多男性都會理所當然地說：「煮飯？我不行。」那些只會說「交給老婆」就好的人，是不是都有一位長生不老的太太呢？還是他們覺得「廚房有他們數也數不盡的規則，一旦犯錯就會丟人現眼」呢？

我前幾天在電視上聽到料理研究家土井善晴老師那溫和的關西腔。

「鹹一點的味噌湯也好喝，淡一點的味噌湯也好喝。」

那一瞬間，我覺得土井老師頭上彷彿有一道照亮世界的光芒，那道光芒穿透了我的身軀。

只要還在追求「正確」，我們就會愈來愈恐懼及厭惡下廚。

最後，廚房就會變成一個製造創傷的場所。

做菜更自由一些，更隨意一些……

假如彼此都能接受更多的自由及隨意，也許就能在廚房裡重拾笑容了吧。

VI

熬過「憂鬱症」的治療

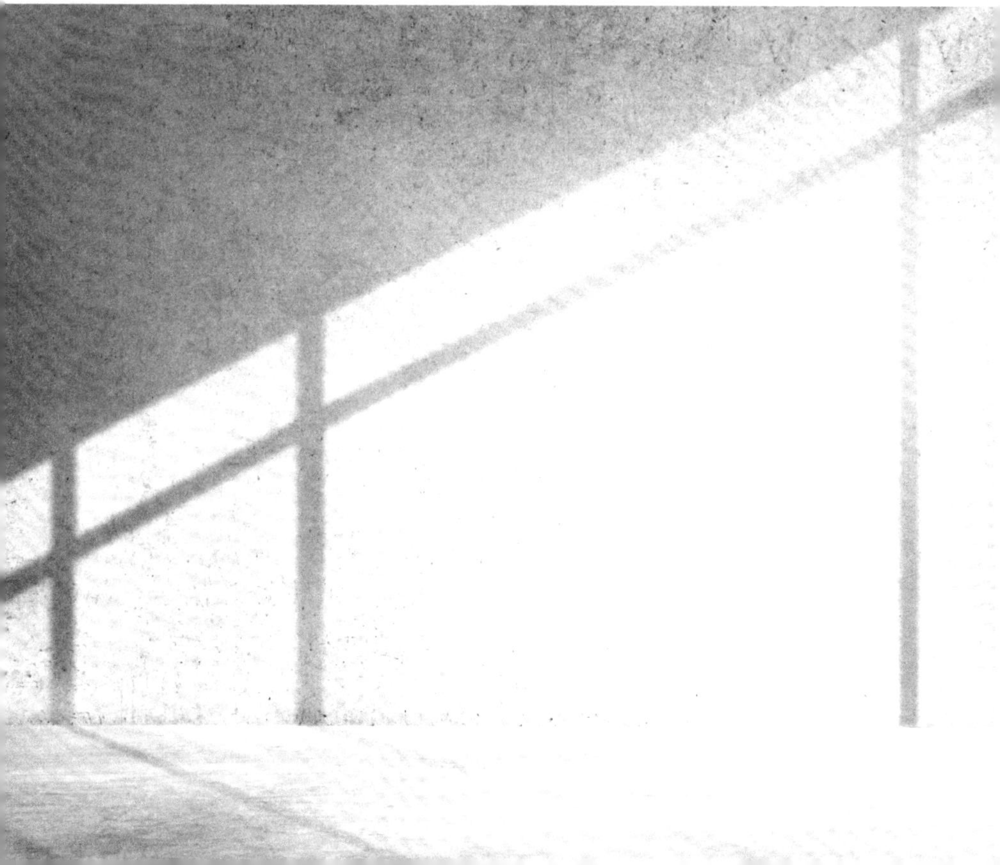

地獄之門已開啟

你們聽說過烏頭嗎？這是一種開著美麗紫花的植物。一九八六年，日本有人使用其根部而身中劇毒，因此廣為人知。

其實烏頭也是中藥材「附子」的來源，我曾服用以附子入藥的「真武湯」，成功改善異常怕冷的症狀（此為精通中醫的醫師處方，具體處方因人而異）。

「劑量決定毒性，同一種東西既可以是毒，也可以是藥。」

請你們務必先記住這一點。即使是糖或鹽巴等無毒物質，仍有所謂的致命量，健康成年人的安全用量對嬰兒而言可能就是致命量。

至於為何先提這個話題，是因為每當我談及用藥時，總會有人只說好或不好。但重要的其實是「用法」，關鍵在於給誰使用、用什麼藥、用多少量，藥物本身就不是完美無瑕的救世主，也不是毀人的惡魔。

過敏藥讓我無力起身

我第一次因吃藥感到異常，是在三十六歲時。我持續咳嗽半個多月，於是前往耳鼻喉科就醫。醫生認為應該是過敏，便開了藥給我。

我吃了藥就會昏睡，連爬起來的力氣都沒有。這是我前所未有的體驗，我完全不明白究竟發生了什麼情況。

「我吃了這種藥以後，不知道為什麼就是就起不了身。」

我笨拙地向醫生描述自己的狀況。但他只是困惑地回應了一聲，並未給我任何解釋。當時的我對藥物副作用的認識十分有限，也沒有「上網找資料」的觀念，所以我連最簡單的查證都做不到。咳嗽在一個月後自然痊癒，藥物引發的異常體驗也很快地就被我拋諸腦後。

在我出現路易氏體失智症特徵的「藥物過敏反應」※幾年後，我頻頻出現人影的幻視，只是我當時並未放在心上，以為那只是眼睛的錯覺。畢竟，那時候的我也不知道何謂路易氏體失智症。

※藥物過敏是路易氏體失智症的特徵之一，患者對藥物產生過敏反應，因此容易產生副作用（「在路易氏體失智症中，有54%的患者對於抗精神病藥物出現嚴重副作用」。小田陽彥「血管性失智症、路易氏體失智症、額顳葉退化症」《臨床及研究》第九五卷三號，二三八～二四四頁，二〇一八年）。此外，各種處方藥與市售藥物（如感冒藥、胃藥中的Gaster等）可能會導致意識模糊（藥物性譫妄）、身體顫抖或步態不穩（藥物性巴金森症候群）等各種副作用。反之，若藥物種類與劑量適合患者，則能發揮良好療效。

出現幻視的一、兩年後，我開始頻頻出現不明的身體不適，除了頭痛、倦怠、易疲倦，還有嚴重的身體疼痛（腰部和髖關節）。

我前往內科、婦科、骨科等科別進行各項檢查，答案都是「無異常」。

從失眠到無法醒來的噩夢

四十一歲時，我開始頻繁出現劇烈頭痛、疲累與倦怠感，這種狀態持續數個月後，有件事給我帶來很大的壓力，導致我開始失眠。我想請醫生開安眠藥，於是我首次前往公立綜合醫院的精神科就醫。

我致電精神保健中心的諮詢窗口請教哪間醫院比較適合，對方推薦了這家醫院。我自己也覺得大型醫院應該比附近的診所更能提供適當的治療。直接前往精神科就醫的確有點小題大作，但失眠已經嚴重影響到我的工作，對我而言已是緊急狀況了。

那時，我的孩子都長大，我終於脫離全職家庭主婦的角色。外出工作一年多，我好不容易適應新環境，覺得接下來正是關鍵時期。

當時的我無論如何都想外出工作。我想獨立自主，在社會上努力工作，不想只當某人的妻子或母親。我終於實現這個長久以來的夢想，覺得自己遇到再多困難都能撐下去。我是看著《巨人之星》長大的一代，相信任何困難都能靠努力、耐力與毅力去克服。只是，我睡不好就沒辦法好好工作，所以我決定靠藥物幫助入眠，撐過這段時期。

但這個決定卻讓我做了一場醒不過來的惡夢。

直到現在，我還是不明白為何會變成那樣。哪怕我對藥物有一點點的認識也好，或是有個能讓我諮商醫療問題的朋友，或是有藥師能察覺我的異樣都好。但是，我當時只能按照醫囑，每天按時服藥，以憂鬱症患者的身分持續在那間醫院接受治療，時間長達五年又十個月。

那段時間，我的孩子從國中生變成了大學生與高中生。

回顧那些年，我才驚覺自己想不起來發生過什麼事，也沒有任何快樂的回憶。

我有每天寫日記的習慣，只要翻一翻日記，還是能想起那些點點滴滴。只是對我來說，那些歲月就像被扔進了黑漆漆的水溝。那是無法重來的錯誤，那段時間讓我失去了太多，我失去重要的工作、別人的信任、人際關係、曾充滿歡笑的家庭、熱愛的興趣、自信心，以及四十多歲的那段青春。

每當回想起那段歲月，我的眼淚仍會忍不住湧出。即使已經過了這麼多年，那段被診斷為憂鬱症的時光仍是我難以癒合的傷口。

不過，正因為有那道傷口，我才有動力以路易氏體失智症患者的身份公開發聲。什麼都沒做就死去的話，我的人生未免太過悽慘了。

「你得到了憂鬱症」

初診時，醫生要我先服用一週的抗焦慮藥，觀察情況。我原本只是想拿安眠藥，所以有點抗拒服用這類藥物，但醫生說這種藥對於壓力引起的不適很有效。

服用抗焦慮藥不久之後，我便感覺整個人都昏昏沉沉的。我還是持續在工作與做家務，卻接連發生了一些不可思議的事。

有一天，附近的銀行打電話到家裡，說我把提款卡遺留在ＡＴＭ。我完全無法理解怎麼會發生這種事。

「可是，如果我不取出卡片，機器應該會一直發出警示聲吧？」

銀行員也很困擾，不知道如何回答我的問題。

有時買完東西，我也沒等店員找錢或將商品遞給我，轉身就離開，店員只好大聲把我叫回去。此外，我也漸漸無法正常處理工作。工作時要蓋印章，我卻一再把印章拿反，拿著沒有刻字的那端去沾印泥。看著擦也擦不乾淨的印泥痕跡，我覺得自己真的不正常了。

一週後回診，醫生向我宣布一個意外的結果——我得到憂鬱症。

「我覺得我不是憂鬱症。我不覺得情緒低落，也不覺得憂鬱。」

「這是憂鬱症的一種類型。」

「我覺得我不是憂鬱症，是失智症。請幫我安排失智症的檢查。」

「妳不是失智症。憂鬱症也會導致注意力下降、記憶力變差。」

醫生這麼斬釘截鐵地說。

「妳要不要先暫時休息一陣子？」

「不行，我不能休息！」

換我堅決回應。我怎麼可能休息？我來這裡就是為了能繼續工作。「這是一款效果非常好的藥，請務必按時服用。」於是，醫生給我開了抗憂鬱劑（Paroxetine）。

我把抗憂鬱劑的藥袋放進包包，踏上回家的路。「只要吃了這個藥，我很快就會好起來。我沒問題的，我還要繼續工作呢。」我的身體跟腦袋都不像自己的了，而我一次又一次地對著這樣的自己說這些話。

被偷走的身體

開始進行藥物治療的第二天，我便感到極度倦怠，竟然因此產生「不想再工作」的念頭。第三天開始，我經歷了前所未有的症狀。

我的身體出現一股莫名的不安感，而這股不安以驚人的速度急速膨脹。我感覺體內像是有一頭猛獸在抓狂，但我根本沒有多餘的心力思考那是什麼，只能形容自己就像是被推進一個佈滿毒蛇的深潭。

電影《大法師》中被惡魔附身的神父最後從窗戶跳下，以死驅逐惡魔。說不定我也可能像他一樣，為了擺脫那頭野獸而往下跳……

我匆忙穿上鞋，然後衝出家門，全速奔走。我如果停下來，這股膨脹的恐懼就會炸裂我的身軀，讓我就此死去——這不是比喻，是真切至極的感受。

我在夜晚的道路上瘋狂地奔走，根本不知道自己走到哪裡，唯一的目標就是拚命逃離那個正在威脅我生命的東西。

我走到氣喘吁吁、體力耗盡時，異常狀態突然解除，恢復正常的我就站在寧靜的住宅區內。我的腦袋一片空白，搖搖晃晃地找著回家的路。回家後，時鐘顯示八點。我開始感到不安時，電視正在播晚間七點的新聞，也就是說我在外面走了一小時。我很驚訝，因為自從開始吃藥後，我的身體便一直虛軟無力，只要走幾步路就會累得不行。

在換成其他的抗憂鬱劑之前，這種情況就反覆發生過好幾次。

鸚鵡的體溫

隔天早上，我打電話到醫院反應，醫師卻要我增加劑量。藥物劑量的增加讓我的狀態瞬間變得更糟。我覺得頭昏腦脹，即使咬牙努力工作，也沒辦法把工作做好。頭痛與異常疲累的情況也愈來愈嚴重，只要我一躺下來，就很難爬起來。

某天早晨，倒在床上的我隱約聽見洗衣機的提示音，但我的身體完全不聽使喚，彷彿這副身軀已經不再歸我所管。我的意志根本就無法命令我的身體動起來。

「我起不來了。洗好的衣服還沒晾，也還沒準備好出門工作，為什麼我會這樣呢……」

我就這樣趴在床上，忍不住放聲痛哭。丈夫第一次看到我這個模樣，震驚得說不出話。他走向一旁的鳥籠，抓出我們飼養的鸚鵡，默默地將鸚鵡放到我身旁，便出門上班了。

我還是不停地啜泣，那隻鸚鵡便鑽到我肩頸間的縫隙，用臉頰和身體一遍又一遍地輕蹭著我。牠的身體光滑而溫暖，我強烈地感受到這副小小的身軀傳來的溫暖。

「原來鸚鵡的身體這麼溫暖……」這股溫度，讓我稍微平靜了一些。

只是，牠卻在隔天走丟了。我忘記牠還停在我的肩上，就迷迷糊糊地走到門外拿信，結果一聲巨響讓牠嚇得亂飛，飛得無影無蹤。

隨著藥物劑量增加，我的食慾也驟降。我的體重在兩個月左右減少十幾公斤（原本體重的20％以上）。我對自己的外貌幾乎沒有印象，只記得大腿瘦成了皮包骨，一碰到地板就痛得受不了。

失落的日子

「聽說你得了憂鬱症!?」那陣子，一位熟人打電話給我。我並未對外透露病情，也許是透過我的丈夫得知的吧。「你還好嗎？」問候以後，他便滔滔不絕地說誰都可能得到憂鬱症、怎麼治療比較好、哪間醫院比較好、哪個朋友吃了什麼藥就痊癒，要我也試試看……我感覺那聲音像滾燙的熱水不斷灌進我的耳朵，我的心也跟著被灼傷。

從那之後，我再也無法接聽電話。一聽見電話鈴聲響起，我的身體就會僵硬，喉嚨也發不出聲音。我後來改用傳真處理工作上的聯繫，也不再使用手機，即使是最親近的朋友打電話來關心，我也不敢接。

沒多久後，我開始出現過度換氣症候群。醫生說，他很少看見有人四十歲以後才出現這種症狀。每次發作時，我都會倒在地上大口喘氣，感覺到自己的身體完全失去控制。「這不是我，我的大腦跟身體都被人偷走了。」我感覺自己像個奴隸一樣，只能被人拖著前進。

這樣的我仍堅持絕不能請假休息，卻在某天突然拋下工作不顧。無故曠職是這社會絕不接受的工作態度，不僅會對許多人造成極大的困擾，也讓自己失去信用，更在我心中留下至今仍無法抹滅的傷。

醫生要我兩個星期回診一次，每次都會增加藥量或藥品，吃藥後的我像個幽靈，只能搖搖晃晃地前進。我幾乎一整天都只能躺著，聲音微弱到連家人都聽不清楚，雙手時常顫抖，有時站起來還會差點暈倒。我的思考能力及感受能力都不見了，我覺得自己的心已經死了。

我變得很害怕與人接觸，無法直視任何人的眼睛，出門時一定要帶著有帽檐的帽子。我感覺自己的心臟（內心）彷彿暴露在體外一樣，只要不小心被別人碰到就會碎裂，而我便會因此死去。

我非常明白自己的不正常，卻不知道為何會變成這樣，也沒有力氣去思考。

跟橡皮筋一樣的涼麵

我的頭腦無法正常運作，整個人呈現半死不活的狀態，但我每天仍會告訴自己：「你必須活下去。」因為，我還有兩個尚未長大的孩子，身為母親的我有責任活著。

那段時間，我從未有過尋死或覺得死了比較輕鬆的想法，反而強烈地渴望活著。

某天，我發現自己竟然一整天都未曾進食。

「一直不吃的話，我會不會就這樣餓死？」我感到一陣恐懼，開始認真思考有什麼食物是我勉強能吃的。然後，我想起之前吃過一碗帶著碎冰的清爽涼麵，令我驚艷不已。

於是，我拿出所有的力氣，頂著盛夏的酷暑，前往那間店。

只是，我盯著桌上的涼麵，卻沒有任何食慾。「我要活下去，我不能死。」我勉強吃進第一口，覺得麵條咀嚼起來跟橡皮筋一樣，但我還是嚥下去。終於進食的喜悅讓我不禁落淚，於是我接著吃第二口。最後，我沒吃幾口就離開，其他客人應該覺得我很奇怪吧。

那陣子，我的味覺也開始發生變化，連以前最喜歡的雞肉也覺得難以入口，光聞到味道就令我作嘔，就連從前最愛吃的甜食也是一樣。沒有任何食物能讓我覺得美味，但我還是勉強自己吃下去。

「一千個人裡才有一個人會出現這種副作用！」

再度回診時，我第一次向醫生反應也許是藥物副作用讓我變成這個樣子。因為，我在開始吃藥治療之前的食慾都算正常，而且手抖或是暈眩等症狀也不像是憂鬱症會有的症狀。

「一千個人才會有一個人會出現這種副作用！」

醫生用強硬的語氣回應我。我覺得他的意思是「問題不在藥物，而是你自己，正因為是你得到了這種病，才會出現這些症狀」。

不具備醫學知識的我只能默默接受，也沒有思考能力跟力氣去質疑醫生說的話。醫生將抗憂鬱劑（Paroxetine）從兩顆增加至三顆（30㎎）。我已經搞不清楚自己吃了什麼藥、吃了多少藥。我只希望自己好受一點，只要醫生開的藥有用，不管他怎麼開藥，我照做就是了。

只是，手抖、頭暈、呼吸急促的情況變得更嚴重了，我甚至沒辦法站起來。只要試著起身，我就會暈倒在地，以致我在家只能爬著行動。我自己測血壓，發現收縮壓只有七十，舒張壓只有五十。我覺得太難受便提前回診，醫生開了升血壓的藥（Risumic 20㎎），我吃了以後卻覺得肩膀異常緊繃，難受的不得了。

再度回診時，醫生終於減少Paroxetine的劑量，追加另一種抗憂鬱劑（Amoxapine），才改善手抖的情況。這時，我一天服用的藥物分別是抗憂鬱劑（Paroxetine 10㎎、Amoxapine 30㎎）、抗焦慮藥物（Trazodone 25 mg×3顆、Lorazepam 0.5 mg×3顆）、情緒穩定劑（必要時服用，Alprazolam 0.4 mg）、安眠藥（Zopiclone 7.5 mg）、便祕藥（Sodium picosulfate），共七種藥物（這些分類是醫生當時說的，我現在上網查，才發現Trazodone其實是「具有強效抗焦慮作用的抗憂鬱劑」）。

後來，我的主治醫生突然換人了。

原來是公立醫院的主治醫生每年都會輪替一次。

「Paroxetine是效果很好的抗憂鬱劑，不過看起來不適合你。」新的主治醫生決定停止使用Paroxetine，只開Amoxapine。我能活動的時間稍微變長了，食慾漸漸地恢復，也愈來愈少出現那種突如其來的異常不安感。

如惡夢一般的夏天終於結束了。

從六月第一次就醫至今，已經過了將近四個月。

結束長達六年的泥淖生活

自從更換主治醫生，調整藥物以後，對我造成性命威脅的副作用終於消失了。只是，我的腦袋依然混沌，只能遲緩地活動。

我的生活逐漸回歸平靜，許久不曾閱讀的我試著拿起書，卻發現內容怎麼也無法進入腦中，我一直讀錯行文字，而且只要一打斷閱讀，我就完全想不起前面讀過的內容，令我大感震驚。即使換成閱讀比較輕鬆的小說也一樣，我連主要角色的名字都記不住，也跟不上劇情，最後只能放棄閱讀。

我從小就愛看書，還沒生病時甚至可以一天讀好幾本書。現在想想，無法閱讀對我來說真的是一件很嚴重的事。但當時的我並未大受打擊，因為得過憂鬱症的朋友曾說：「憂鬱症的人連書都看不下去。」當時的我便接受這是憂鬱症造成的影響，覺得遲早會恢復。

挑戰新工作

過著幾乎足不出戶，有如隱居般的生活後，我的狀態逐漸穩定，藥物劑量也慢慢減少。（二〇〇四年六月就醫的半年後，停用兩種安眠藥中的Zopiclone，十月追加的Rohypnol從兩顆減至一顆。隔年一月，醫生說的抗焦慮藥物Trazodone從三顆減至一顆，並停用Rohypnol。二月，抗憂鬱劑Amoxapine從三顆減至兩顆）。

減藥後，我的腦袋變清晰，漸漸恢復閱讀能力。我覺得自己開始有力氣，期待早日治好憂鬱症的心情愈發強烈。醫生除了要我按時服藥以外，幾乎沒有提供其他的具體指導（運動或營養建議），但我覺得光靠藥物並無法完全治好。我也想過心理諮商或許能改善我的情況，但一次的諮商費用就要上萬日圓，無收入的我根本無力負擔。

於是，我透過閱讀自學，嘗試了認知行為療法、呼吸調節法、冥想等各種方法，反正我本來就喜歡學習與嘗試新事物。我覺得瑜珈也許有助於改善憂鬱症，便開始學習瑜珈。我每天還沒天亮就會醒來，所以我決定乾脆出門散步，因為我相信運動能讓大腦更健康。我站在公園的小山丘上，沐浴在清晨的曙光之中，感覺陽光的能量透過皮膚滲入身體。

「沒問題，我一定會好起來。」我深信自己一定能痊癒。

我很開心自己的狀態好轉，於是開始思考進行更積極的復健。我想，短時間的工作也好，只要去工作，我的腦袋跟身體都會動起來，也能重新和這個社會接軌，或許我就會變得更有活力。

「我覺得每天都一個人待在家裡不太好，所以我想找份簡單的工作，讓自己走出家門。」

「工作嗎？還是你要培養個興趣呢？我不太建議你去工作，但如果你真的想工作的話，就找個輕鬆不忙碌、沒有責任壓力的工作吧。」

在主治醫師的建議下，我開始尋找短時間的工作。不過，我很快就發現「輕鬆的工作」根本不存在。我想，坐辦公室的工作應該會輕鬆一些，於是應徵了新成立的客服中心，成為大量錄取的其中一人。

我卻記不住任何事

但在正式接受培訓後，我就發現自己記不住工作流程。年紀比我大的同事都能輕鬆完成電腦操作，唯獨我怎麼也學不好。我希望能帶教材回家複習，但培訓講師表示這是公司機密，拒絕讓我外借。

講師和其他人不能理解我「記不住工作流程」，他們看我的眼神逐漸改變了。最無法理解為何做不到這件事的人，其實就是我自己。難不成憂鬱症會讓記憶力變差？我感到恐慌，但培訓還在進行，當別人投來困惑的眼光時，我只想喊：「因為我生病了！」但我在面試時就隱瞞自己正在治療憂鬱症，因為一旦說出來，我肯定就無法被錄取。

最後，我還是什麼都記不住，提前辭職了。我又出現失眠、頭痛、倦怠的症狀，但最讓我難以忍受的是自己狼狽的模樣。我無法冷靜地告訴自己：「這就是症狀，不能勉強。」只能深陷在羞愧與自卑之中。

回診時，醫生增加了抗憂鬱劑（Amoxapine）與抗焦慮藥物（Lorazepam），我又繼續以「憂鬱症患者」的身分渾渾噩噩地活著。

出現幻聽與幻視，我卻未曾察覺

那段期間，我第一次出現聽見童謠〈晚霞餘暉〉的幻聽，這個症狀至今仍會出現。我那時經常聽到清楚的旋律，但從未想到那是幻聽。因為，我以為幻聽指的是聽到不存在的人聲。我向醫生描述並詢問原因，但他並未解釋。我想，既然不是憂鬱症的症狀，應該就是誤聽吧。

假如當時醫生追問我還有沒有其他的幻覺，結果會是怎樣呢……

「你會把東西誤認成人或動物嗎？還是覺得牆壁的污漬等等模糊的影像是人或動物的臉？」假如醫生這樣追問，說不定就會發現我不是憂鬱症，而是非常早期的路易氏體失智症（路易氏體疾病）。一直到我懷疑自己是路易氏體失智症，求助專業醫生後，我才有這樣的想法。被診斷為憂鬱症時，我就已經出現過幻視，但我以為只是眼花看錯，因此從未向醫生提起。

儘管如此，我完全不怪醫生。畢竟，在我被診斷為憂鬱症的那時（二〇〇四年），也不知道究竟有多少醫生真正了解路易氏體失智症以及詳細症狀，就連我自己都沒聽過這種病。讀過許多與病魔奮戰的經驗後，我才明白那些大眾不熟悉的病患在尋求正確診斷及適當治療的過程必定歷經重重困難，走過只能以不幸來形容的漫長歲月。

這次挑戰在超商兼職

在治療憂鬱症的那段期間，除了幾位知曉我病情的摯友，我都盡量與其他人避不見面。

在被診斷為憂鬱症之前，我也有好多個社交圈，樂於參加各種活動，但這些社交都已經被我放棄了。雖然已經比最糟糕的那段時間好了許多，但我明白不論是外貌還是內在，我都已經不是原本的我。我仍忘不掉某次遇到一位熟人時，他用憐憫的眼神看著我。我也逐漸退出了原本固定參加的社區聚會。

曾有兩位長輩跟我說：「憂鬱症？真是可憐。」「沒想到你是內心這麼脆弱的人啊。」讓我明白這社會對於憂鬱症的偏見與誤解。我也討厭別人得知我的病情以後，以過分謹慎的態度對待我。

辭職後，我再次將自己關在家，過著溫室植物般的生活。身體的不適逐漸穩定，藥物劑量也慢慢減少。隨著狀況的好轉，我覺得自己若繼續隱居，恐怕一輩子都好不了，必須重新與人建立聯繫才行。但我只想接觸不認識我的人，這樣我才不用擔心他們拿過去的我來比較。

於是，我再次隱瞞病情，找了一份在車站附近的超商兼職的工作。這個車站離我家有一段距離，不必擔心遇到熟人。我覺得結帳收銀的工作應該連我這個頭腦遲鈍的人都能勝任。對於曾逃避與人接觸的我，隔著櫃檯的簡單應對也許是一項更好的復健訓練。

實際工作以後，我卻被安排在倉庫做體力活，根本沒時間休息。而且，我覺得記憶力一點也沒恢復。每次補貨時，我只要走進倉庫就會忘記要補什麼，只能再去確認；超過兩種商品時，我就算急忙寫小抄，腦袋仍會一片混亂，以致每次都補錯貨。我也記不住叫貨流程，但我相信只要努力一定辦得到，所以我回家也一直看自己做的筆記，試著背下流程，卻依然徒勞無功。第一次叫貨時，我竟搞錯數量，結果送來一大堆商品，店長便說：「以後不會再把這項工作交給你。」

同事們也開始不再與我交談，我再次深深陷入當時在客服中心的困境。當我提出辭職時，店長笑著對我說：「像你這樣的人果然不適合工作，還是在家當家庭主婦比較好吧。」

然後，我的藥物劑量再度增加。

腦袋又蒙上了一片濃霧。

我再次回到植物一般的生活。

再度墜入無止盡的地獄循環

我覺得自己是個廢人，一個毫無價值、被社會徹底拋棄的人。

我沒有哭，也沒有笑，更沒有任何行動。即便如此，日子還是如流水一樣持續流逝。某天，廣播傳來平原綾香的歌曲〈Jupiter〉，當我聽到「比失去夢想更令人悲傷的事，就是無法相信自己」這句歌詞時，我那消失已久的情感突然湧現。

「為什麼我會變成這麼可悲的人？為什麼我的病治不好？這種狀態到底還要持續多久？」

我哭到筋疲力盡後，麻木的腦袋出現這個想法。「我以後大概只能當個廢人，就這樣慢慢地老死……」在將近六年的憂鬱症治療過程中，我從未萌生過想死的念頭，但我也不覺得自己的存在是有意義的。

對於能不能治好憂鬱症，我已經完全不抱任何希望了。

我依然每個月固定回診，但我已經不想再主動向醫生詢問任何問題，也沒有任何意願向醫生訴說我心中的痛苦與困惑。

「最近的狀況如何？」

「沒有太大的變化。」

每年輪替的主治醫生都以冷冷的語氣問著同樣的問題，眼睛盯著螢幕在打字。

「那就開一樣的藥給你吧。」短短的診療便結束了。

我走出冷冰冰的診療室，踏過長長的走廊，來到大廳一角的自助結帳機前，投入一四〇〇日圓的診察費，然後取出收據、預約掛號單與處方箋，接著前往藥局，再次付款，帶著藥回家。

年復一年、月復一月的回診路程毫無意義，我看不見這趟路的終點，只有無盡的空虛。

這場「感冒」到底何時才能痊癒？

只要身體狀況稍微穩定，我都會拜託醫生讓我停藥。

我從不覺得抗憂鬱劑對我有任何幫助，但每一位醫生的回答總是如出一轍。

「停藥的話，你的狀況會更糟糕喔。憂鬱症很容易復發，至少半年至一年都要維持穩定狀態才能考慮停藥，否則只能繼續吃藥治療。」

但我的狀況從未保持穩定超過半年，季節變化、梅雨季都會讓我的身體狀況更加起伏不定。

儘管如此，每次更換主治醫生時，我仍會提出停藥訴求。按照醫生的話，我是不是永遠都無法擺脫這些藥呢？

「我到底要吃藥吃到什麼時候？吃一輩子嗎？」

「有些還在工作的人會吃藥吃到退休，也有人一輩子都在吃藥。」

剛被診斷為憂鬱症時，我看到有一本書寫著「只要好好服藥，幾個月至半年內就會痊癒」。我對這句話深信不疑，即使我的病情每況愈下，我仍相信只要堅持吃藥就一定能康復，所以堅持不懈地吃藥。

但是，我實在無法理解為憂鬱症為何會變成「需要終生服藥」的疾病？當時，不管是電視、報紙還是雜誌，都會看到「憂鬱症是心靈的感冒」（某製藥公司主導的公眾教育運動的活動標語）的標語。

對我而言，這場感冒一度像是「瀕死的肺炎」，但我在剛被診斷為憂鬱症時，我仍相信自己一定會好起來。只是，有人會因為「感冒」而吃一輩子的「感冒藥」嗎？

我覺得非常奇怪，但那時的我並不明白問題出在哪裡。

原本還是國中生的孩子們，也在我吃藥治療的那段期間，變成了大學生及高三生。

那幾年，我幾乎沒有拍過照。偶爾出鏡的那幾張照片，看起來也是毫無生氣，比實際年齡蒼老許多。我的穿著也非常樸素，總是挑最不顯眼的衣服來穿。治療憂鬱症的期間，我從未有過打扮自己的念頭。我不想引起任何人的注意，甚至希望別人根本不要察覺到我的存在。

因為，我不想讓別人看到我變成了這副模樣。

第七位主治醫師

為這漫長的回診歲月畫下句點的人，是第七位主治醫師。當這位年輕的男醫師向我打招呼時，我心想：「這已經是第幾位醫生了？」

我向醫生表示身體狀況雖有起伏，但基本上還算穩定。於是，他將我原本服用的兩顆抗憂鬱劑（Amoxapine 25㎎）減為一顆，更讓我停用已服用五年兩個月的抗焦慮藥物（Lorazepam，苯二氮平類藥物）。

之前更換抗焦慮劑以後，我的異常焦慮感便消失了，我曾向當時的主治醫師表示我應該不需要再服用抗焦慮藥物，醫師卻說：「和抗憂鬱劑一起服用的效果會更好，就算你不覺得焦慮，也請你繼續服用。」之後就再也沒有醫生考慮過幫我停藥（二〇〇四年九月開始吃三顆，二〇〇五年二月減為兩顆。曾兩度增加劑量，二〇〇七年一月減為一顆）。

藥量減少後，我又開始失眠。當時的我完全不了解苯二氮平類藥物的成癮性和戒斷症狀，好幾次都猶豫是否該恢復藥量。但我一直以來的願望就是擺脫依賴藥物的生活，所以我決定不去在意失眠問題。

「今晚睡不著的話，明天就會睡著。連續兩天沒睡的話，第三天一定會睡得著。」這樣一想，我的心情變輕鬆了許多。

某天，我和最親近的朋友見面時，他說：「你看起來精神好多了。」我那時的注意力大多放在失眠問題上，並未察覺自己有何變化，但既然一直陪伴著我的朋友都這麼說，那麼減藥應該真的是件好事。後來，我的狀況明顯好轉，再回診時，我又向醫生說出每年都會說的那句話。

「醫生，我的身體狀況好多了，我想要停藥。」

我原本以為醫生肯定會說出跟前幾位醫生一樣的話。沒想到，這位新主治醫生竟激動地說：

「那就停藥吧！立刻停藥！」

我完全沒想到他會這麼回答，反倒讓我驚慌失措。

「咦？真的可以突然停藥嗎？」

「你會擔心吧？那我們就慢慢減量吧，沒問題的。」

「但藥是一整顆的膠囊，這要怎麼減量？」

「那就改成兩天吃一顆吧。」

這一次，我非常順利地就停掉了抗憂鬱劑。

我好了！

我又能夠像身體健康時一樣地快速、大量閱讀。朋友曾推薦我使用社群平台，但我之前一直沒學會，結果我竟然也在那時突然學會使用方法，我也開心地將此事寫在日記上。

曾經熱愛的運動也再次讓我感到興奮，我開始每天慢跑，愉悅的心情讓我渴望嘗試新事物。

「太好了，我好了！我的憂鬱症好了！」

從我第一次踏入精神科，已經過了將近六年的歲月。

對藥物一無所知的我不明白這六年究竟代表了什麼。

但不論如何，恢復活力的我只感到無比的喜悅。

「我好了！」我只想大聲吶喊、狂奔、跳躍、旋轉。

「我重生了！我恢復了！我找回自己了！」

我想一遍又一遍地喊出這句話。

如何走出治療的叢林

回顧以「憂鬱症患者」身份接受治療，吃盡苦頭的那六年，我還是不曉得哪些是路易氏體失智症的症狀，哪些是藥物的副作用。我曾向醫生請教這個問題，但醫生跟我說無法明確區分。因為，與憂鬱症極為相似的身心不適也是路易氏體失智症常有的症狀，好幾位醫生都說：「（不管是哪個醫生都）難以在早期階段區分出兩者。」※1

難道就沒任何辦法嗎？有位醫生曾說：「當患者因治療出現嚴重副作用時，醫生就應該考慮到患者有可能是路易氏體失智症。」

被診斷為路易氏體失智症

四十七歲時，我以為自己恢復了健康，這樣的生活卻未繼續下去。

就在我為擺脫憂鬱症感到欣喜的隔年，我開始頻繁出現人像的視錯覺。

某天夜裡，我打開房門竟然看到一名陌生男子躺在床上，嚇得我心臟都要停了。

那時，我才意識到這種視錯覺未免太過清晰了。

我上網搜尋相關資料，發現我有許多症狀都吻合路易氏體失智症。資料提到「不少患者因誤診或接受錯誤治療導致病情惡化」，假如本人或周圍的親友未能及時察覺，也許就會造成無法挽回的後果。

我才知道這種疾病不僅一般人覺得陌生，就連許多醫生也不太了解。

儘管我特地找到清楚這種疾病的醫生，但他也只是建議我繼續觀察，並未做出結論。我飽受身體不適的折磨，也難以忍受幻視帶來的恐懼，醫生卻說：「目前不需要治療。」並表示：「病患本身也無法做任何事延緩病情惡化。」令我對於失智症醫療產生許多疑問，於是我轉變為一名為自救而積極採取行動的患者，主動搜尋各種醫療資訊。

隔年，醫生終於診斷我是路易氏體失智症，在接受失智症的藥物治療後，幻視等症狀都得到了改善。隔年，我匿名參與失智症企劃※2，接受ＮＨＫ節目《努力試試看ＧＡＴＴＥＮ！》（現為《ＧＡＴＴＥＮ！》）採訪。再後來，我以本名參加公開論壇（ＮＰＯ法人失智症研究室主辦「Lewy Forum二〇一五」）。同年，我的日記也出版成書（《我的大腦發生了什麼事》）。

被迫演出幻想劇的醫生

開始以本名參加活動以後，我有許多機會結識專門研究失智症的醫生。

我們以對等的關係展開對話，我才得以窺見醫生所在的世界，得知過去身為「患者」的我無從了解的一面。

才知道醫生與患者所認知的「常識」截然不同，他們背負著我們所不知的不安與苦惱。

「就連我們醫生也難以分辨疾病的症狀與藥物的副作用。」

「對於我們醫生來說，決定減少患者的藥劑量也是需要勇氣的。」

這些話顛覆了我內心的「患者具備的常識」。

「在與病魔奮鬥的戰場上，醫生是唯一的依靠，他們最熟悉病魔，能用最強大的武器把我們從水深火熱之中救出。」許多病患都抱持這樣的幻想。

四十一歲到精神科就醫時，我也是這樣無知且被動的患者。

現在的我才明白，醫生都是孤身站在這個複雜且困難重重的戰線最前方，患者及家屬則懇求醫生快點拯救他們。醫生的手中只有一把武器，卻沒有患者期待的強大威力，還可能帶來無法預測的危險。

曾有一位醫生懊悔地說：「我們在醫學院時就被教導使用藥物消除症狀。所以，當病患的病情未見改善時，我們當然會選擇增加藥物劑量……只是，精神症狀哪是那麼容易消除的啊。」不斷增加精神科藥物，患者的病情卻不斷惡化時，被逼入絕境的人不只有患者而已。過去，只站在患者立場的我根本沒考慮過醫生的處境。

當時的電視跟書籍都只告訴我們：「有好的藥物可以治療，請盡早就醫。」跟現在的媒體報導不同，我過去從未看過報章媒體警告多重用藥的風險。

根本不可能早期發現

患者對醫療抱持過高的期待，往往會演變成失望與錯誤的憤怒，是醫患雙方的不幸，毫無意義。究竟該怎麼做才能減少這種不幸呢？

隨著我深入了解失智症及其醫療現狀以後，我才明白我們對於大腦的了解仍知之甚少，醫療能做到的事相當有限。我們現在仍不清楚失智症的病因，沒有藥物能完全治好失智症，也沒有確切的預防方法。即使是同一種失智症，每位患者的病程、藥物反應、副作用表現都大不相同。人際關係等環境因素對失智症也有很大的影響，光是環境變化就可能讓病情大幅改善或惡化。

因此，沒人能準確預測病情會如何發展。只是，患者就不會這麼認為。

大多數的人都認為既然失智症是一種病，那麼負責解決的人就應該是醫生。

隨著人口老化，得到失智症的老年人也逐年增加，形成一個難以劃分老化與失智症的模糊世界。只是，許多人對失智症都有誤解，以為只要做影像檢查就能明確地診斷，以為只要服藥就能控制病情。

我們一直宣導「早期發現，早期治療」但許多患者及家屬都不知道，其實愈早期的失智症愈看不出明顯的症狀，而且影像檢查及認知功能檢查也不容易檢查出異常，難以判斷是否為失智症。愈早就醫反而愈不易發現，許多在早期階段就醫的患者後來都為此感到不滿。

既然如此，告訴大家：「失智症早期是不可能準確診斷出來的。」會不會更好呢？

若這樣的觀念成為常識，我想患者、家屬與醫生都能減少壓力，降低不必要的傷害。

「當然不可能一開始就做出最準確的診斷。」

「要一位醫生完全掌握龐大且不斷更新的眾多疾病和治療知識，是不可能的事情。」

「我們必須實際讓患者使用過藥物，才能知道這種藥物及劑量是否合適，以及可能出現的效果或意想不到的副作用。」

我認為，患者及家屬都要認清這些情況，並思考「該如何將傷害降至最低，讓醫療帶來更多的好處？而我又能做那些努力？」才是更務實的態度。

要在看不見前路的叢林裡閉著眼睛跟隨嗎？

有些疾病、病症、年齡層及環境本就不應寄望透過醫療來解決。

我現在明白，發燒時吃退燒藥就去上班、失眠時吃藥讓自己隔天繼續工作，真是大錯特錯的想法。身體發出了警告信號，我們卻用只治標不治本的藥物壓下症狀，強行前進，那麼結果會如何呢？當初，我為了繼續工作而求助精神科醫生開安眠藥，結果卻讓自己墜入深淵。

有人覺得老年人記性變差的話，只要吃點失智症藥物就好。但我想告訴大家，包括失智症藥物在內，任何抗精神病藥物都會作用於大腦，恐造成意想不到的副作用，絕不能像補充維生素那樣任意使用。

現在的我認為，治療就像是在看不見路的叢林裡闖蕩，只能一路披荊斬棘，就連醫生也無法預知前方的道路。在這樣的叢林裡，我們若是只閉著眼睛跟著醫生走，真的非常危險。要是因此掉下懸崖，也怨不得其他人。

在我逐漸了解醫療有其極限後，就愈有這樣的感觸。因為這關係到自己的性命，對自身病情及服用藥物一無所知，就像丟掉指南針在叢林裡前進。患者及家屬對症狀的觀察紀錄，才是最重要的地圖。而我們應該跟醫生一起使用這張地圖，討論如何前進。

我認為，若能與醫生充分討論，互相配合，攜手同行，那麼就算前方的道路再困難重重，也能讓人安心前行。途中若是遇到問題，也能即時微調方向，朝著更好的方向發展。只要是經過深思熟慮後選擇的道路，即便在途中迷路，即便跌倒受傷，我們也不會懊悔或怨恨。

假設就好，因為是假設，所以很好

我一直告訴大家，患者、家屬及照護者的改變至關重要，但其實我也向醫生們表達過我唯一的請求，那就是「希望醫生在診斷時，也能同時向病患傳達希望」※3。

各位聽過「早期發現，早期絕望」嗎？為了得到準確的診斷，有些患者被要求接受各種昂貴又對身心造成沉重負擔的檢查。醫生雖然診斷出失智症種類，卻未提供相關諮詢機構、社會支援、朋輩支援或家屬協會的資訊，絕望的患者只能封閉自我，加速病情惡化。尤其是年輕型失智症患者，這句話正是他們用來形容自己多年以來的心境。

而精神科醫師中井久夫在其著作《這樣的時候，我是怎麼做的（こんなとき私はどうしてきたか，暫譯）》（醫學書院）中，早已寫下了答案。

診斷是爲了進行治療的假設。至終都是假設，不是「宣判」。（第十二頁）

當患者問：「我會變成什麼樣呢？」你該如何回答呢？這時，最重要的一點就是「開出帶著希望的處方」。我只會針對疾病的預後，跟患者說：「病情如何發展，完全取決於醫生、家屬與您的配合狀況。」也就是說，病情有「發展的空間」、「可塑性」、「可能改變」。（第十頁）

接著，我會說：「第一件要您配合的，就是把困擾的情況告訴我。」「例如：如果你對藥物不滿意，請一定要告訴我，這就是你最好的配合。否則，我很可能做出錯誤的判斷。」（第十三、十四頁）

這段話原本是針對思覺失調症等精神疾病的治療，但同樣適用於引發失智症的各類疾病。我曾聽失智症專科醫師說：「有些患者原本被診斷為阿茲海默症，病情過了好幾年都沒惡化，才發現患者可能是另一種失智症（嗜銀顆粒性失智症等）。此外，如果是高齡患者，還可能因年歲增加而併發其他類型的失智症，導致病情發生變化。」

我們都知道，年紀愈大的人，就愈容易併發各種腦部疾病※4，因此我認為以圓餅圖顯示各種失智症的比例，並沒有任何意義。影像檢查無法解釋一切※5，甚至有研究發現，失智症患者死後解剖所見的腦部狀態，與其生前的認知功能狀態並不完全吻合※6。

我覺得不妨將失智症的診斷視為假設。「目前，最有可能的診斷結果是這個，不過未來仍可能有所變化。」只要像這樣告知患者及家屬，並且密切觀察變化，靈活應對，我相信醫患雙方都會更加幸福，對吧？

※1……有調查顯示，46％的路易氏體失智症患者在初期被診斷為憂鬱症。（高橋晶、水上勝義、朝田隆「路易氏體失智症（ＤＬＢ）的前驅症狀與初期症狀」《老年精神醫學雜誌》第二二卷增刊一號六〇－六四頁，二〇一一年）

※2……井庭崇、岡田誠編著《旅程的關鍵字：與認知障礙症共存的啟示》（三聯）。「認定ＮＰＯ法人健康與疾病語錄DIPEx Japan」網站中的「失智症的故事」。

※3……目前已有能在診斷前後帶來希望的手冊與影片。

（1）《對本人而言更美好的生活指南——比你更早罹患失智症的我們致你》（「日本失智症本人工作小組」協作製作），可免費下載，亦可購買實體手冊，每冊三五〇日圓。

（2）ＤＶＤ《當事者座談會》，亦可在YouTube上觀看，ＮＨＫ厚生文化事業團提供免費租借ＤＶＤ。

（3）《如果你有所擔憂，請閱讀這本手冊》（讓懷疑自己罹患失智症而感到不安的當事者及家屬放心，並獲得醫療協助與支援資訊）可上日本「失智症照護資訊網」免費下載。

※4……九州大學研究所醫學研究院「久山町研究」。針對當地居民的生活習慣進行追蹤調查，並在居民去世後進行解剖檢查。

※5……路易氏體失智症患者的影像檢查精確度，ＤａＴ掃描檢查為81・9％、ＳＰＥＣＴ為76・4％、ＭＩＢＧ心肌顯像為69・2％。三項檢查皆為陽性的患者比例為35％。病程不到兩年的患者，則檢測精確度如下：ＤａＴ檢查為50％、ＳＰＥＣＴ為56・3％、ＭＩＢＧ心肌顯像為56・3％。（內海久美子等人「路易氏體失智症的初發症狀與相關症狀的發生率、性別差異及其與前驅症狀的關聯——透過腦血流ＳＰＥＣＴ、ＭＩＢＧ心肌顯像與ＤａＴ掃描檢查的檢查結果分析與症狀的關聯性」，《老年精神醫學雜誌》第二八卷第二號，一七三－一八六頁，二〇一七年）。

※6……大衛・斯諾登《優雅的老年：678位修女揭開大腦健康之鑰》（李淑珺譯，張老師文化事業股份有限公司）等。

後記

我發覺兒時的記憶愈來愈常突然地浮現，鮮明又清晰。

某天早晨，家裡的電視正播放著節目，而我聽見電視傳來了日本童謠〈咕嚕咕嚕滾下去〉的旋律。

「咕嚕咕嚕滾下去，芝麻味噌溜下去。茶壺在追趕，咚噹咚噹！穿過去啦，咚咚咚！」

我的腦海突然浮現一隻緊握拳頭的小手。接著，我與母親、兄弟姊妹泡在圓形木桶裡玩這首手指謠的場景，也清楚地浮現在我腦海中。我看見並感覺到母親的食指穿過我握拳的手。我回想起自己期待輪到我被母親的手指穿過拳頭，又害怕被鬼點中的樣子，清楚記得那時的興奮刺激與浴室此起彼落的笑聲。那刻，我覺得時光好像倒流了。

這段在浴室裡玩耍的記憶，我已經忘了好幾十年了。沒想到，五十多年以前的往事，竟像電影畫面般清晰地浮現在我腦海中。這些記憶究竟儲存在大腦的哪個角落？又是如何被保存下來？過去的片段竟能跨越時空浮現，真的讓我覺得非常神奇。

啊……母親過去常常這樣陪我們玩啊。我們幾個兄弟姊妹都笑得東倒西歪呢。

我的心頭卻突然湧上了一陣鬱悶感。

我以前怎麼沒跟孩子們玩這首手指謠呢。我竟全忘了……

「母親以前陪我們在浴室玩了這首手指謠，但我竟沒跟孩子玩。」

我喃喃地說道，丈夫立刻回答：

「有啊，你在浴室裡陪他們玩過啊。」

「真的嗎!?」

我卻完全沒有這段記憶，怎麼想都想不起來。

五十多年前的記憶能夠突然浮現，卻怎樣都回想不起年代更近一些的記憶。

與年幼的孩子一同洗澡是人生中特別短暫且珍貴的時光。

某天，我跟一歲的孫子一起洗澡，當我讓他仰躺在我的大腿，準備幫他洗頭時，我竟有些緊張。「我都忘了怎麼幫小孩洗頭，怎麼辦啊……」

不過，孫子卻把一切都交給我這個不常見面的新手祖母，他隨意地躺在我腿上，沒有任何的懷疑及不安，雙眼微閉的他就好像參透什麼一樣，將自己完全託付給我。

那副模樣簡直就像神明一樣。

一歲孩子竟擁有大人都無法做到的信任感。他連說話都不會，卻完全信賴我這個陌生的大人，將自己完全託付給我，究竟是怎麼辦到的呢？我一邊幫他洗頭與身體，感覺自己好像觸碰著神聖的物品。那一刻，我的手察覺到了與意識不同的東西。

我的手還記得，那彷彿蘊含著希望的嬰兒體重，光滑細嫩而充滿彈性的肌膚，圓鼓鼓的小肚子，像包子一樣的小拳頭，還有那如黃豆般可愛的腳趾頭。

漸漸地，我搞不清楚現在是何年何月，也搞不清楚自己是幾歲。我很清楚正被我抱著洗澡的這個孩子，是我孩子的孩子。

但是，我的手卻清楚地回憶起當年我為孩子洗澡的觸感。

那個「我」還只是二十多歲的母親。我的心情也被拉回了過去，令我陶醉其中。

「如果時間能就這樣靜止，該有多好。」

恍惚之間，我又突然回到了「現在」。這究竟是怎麼一回事？就像發現自己在正在做夢一樣，我對這種前所未有的體驗感到一絲疑惑。

是不是由於我的時間感知出了錯，所以手掌記得的那份觸感成為了觸發點，導致時間與記憶交錯，讓我腦中的時空錯亂了呢？

雖然只是短短的一瞬間，但我確實穿越了時空。我的意識很清楚，知道眼前的嬰孩是我的孫子，但腦中的我卻回到二十多歲的自己。

健康的人也可能產生類似的錯覺。只是，當大腦的功能愈來愈衰退時，或許這種時空錯亂就更容易被某個小小的契機觸發。

有些得到失智症的老人會說「我要去幼兒園接小孩」、「我要去上班」、「我要去田裡澆水」等等，這樣的事似乎比我們想像的還要自然。

時間與記憶是相連的，但並非永遠井然有序地排列著。我們以為時間與記憶會像冷凍庫裡的冰塊一樣地整齊堆疊，它們有時卻會溶化、流動並交融。有些記憶還會蒸發成氣體，飄散在空中。不過，我覺得它們並未真正消失，只是變成自己無法看見、無法察覺到的存在罷了。

所以，我覺得就算看不見那些記憶，也不必覺得太難受。

因為，珍貴的回憶早已轉變成另一種形式，靜靜地擁抱著我們。

結語

感謝您一路陪伴我走完這趟關於大腦的旅程。

在閱讀的過程中，或許有些讀者會想：「我也有類似的經驗！」如果您也覺得自己有類似的經驗，請務必告訴我，我一定會很開心。雖然我可能無法一一回覆，但我仍希望能透過大家的分享得知更多未知的世界，也許還能因此有了新的發現。

此外，我還想補充一些內容。

我在書中提到被誤診為「憂鬱症」是我「至今仍未癒合的傷口」。我過去從未對別人提起這段經歷，所以這是我第一次對外公開。在撰寫那段內容時，我幾乎每天都以淚洗面。

不過，當我在醫學書院的網路雜誌《KANKAN！》連載文章以後，我在閱讀時竟發現自己與當初的自己產生了一段距離，能夠冷靜地看待過去的經歷。某些結痂就這樣輕輕剝落，變成了不會一碰就痛的舊傷痕。原來，我在無意間親身驗證了「寫作能修復傷口」這件事。

但如果問我能否孤身一人做到這一點，我想答案是否定的。

我覺得，一定要有個讓自己感到被守護的「地方」，還要有人願意接受我說出的那些經歷，回應我的時候不加以否定，我才能開始傾訴（書寫）。

我親身體會到，人在能訴說的那一刻，才會開始恢復。

在撰寫文章的過程中，白石正明編輯就只是「存在」著，始終與我保持不遠也不近的距離。

不過，這樣便讓我產生了一種不能隨便亂寫的緊張感，同時也讓我覺得很安心，即使寫作時遇到瓶頸，也一定有人會守護我。白石先生兼具父性與母性的特質，與他合作的這份經驗，也成為了我往後人生的寶貴養分。

在《KANKAN！》連載兩年半後，我開始為這本書補充內容，那時「開啟照護」系列獲得每日出版文化獎（企劃部門）。我一直以來都是這個系列的忠實讀者，得知獲獎的我開心得就像自己獲獎一樣地激動。

對我來說，有幸成為這個系列的一份子就像在做夢一樣。只是，當我想像自己的作品與這些厲害作家的書籍並列時，我突然對寫作感到一陣莫名的恐懼。我急忙地一再重複深呼吸……

我既沒有專業背景，也沒有值得驕傲的頭銜，至今仍只是個普通的病人。不過，我現在覺得正是因為如此，我才能以一個普通人的身分，如實地寫下我的所思所想。

我在這本書中分享許多大腦出現故障的經歷，可能會讓讀者覺得我的日常生活一片混亂。不過，其實我每天都在努力調整，盡量減少這些故障的發生，因此目前還算穩定，我依然能維持著自主的生活。

白石編輯在三年多前直接邀請我寫這本書。那時，我總被人說「不像失智症患者」，覺得心力交瘁。而他對我說：「只要寫下你的症狀有哪些經歷就好。」他的話對我來說就像一條從天而降的蜘蛛絲。

人們陷入某種病名或「失智症」的框架時，往往會忽略許多事。這次的機會則讓我能以充足的時間，細細地描寫出這些被忽略的事。

現在回頭看，那根蜘蛛絲其實長得不可思議，但我既沒有往上看，也沒有往回看，只是專注於眼前的這根絲，拚命地向上爬。

這一切都是白石編輯給予的機會，我真的非常感謝他。同時，我也要感謝（日文版原書）負責封面插畫的北住Ｙｕｋｉ小姐，以及書籍設計的加藤愛子小姐，謝謝她們把這本書變得這麼美麗又有魅力。一想到自己的心血能被人打扮得如此精緻以後再問世，我的內心真的激動不已。

聖誕節那天，我收到了這本書的校對樣本。閱讀時，我心想：「這個人（我）真是奇怪啊。」

「原來，我比自己想像的還要『奇怪』啊……」

雖然稱不上開心，但我還是忍不住笑了。

公開自己的病情後，我感覺自己終於能夠名正言順地當個「奇怪的人」，覺得自己比從前更加自由了。

每個人多少都有一些與他人不太一樣的怪異之處，所以如果大家都能接受自己與他人是個「奇怪的人」，那麼這個社會或許能不再那麼令人窒息，會變得更加朝氣蓬勃，因生病而受苦的人也會減少一些吧。

在一個大家都有點奇怪的社會裡，所有人都覺得這是理所當然的話，應該就不會再有人去爭論「誰才是真正的怪胎」或「誰的怪比較高級」吧。我深切地希望每個人都能保持自己的特異之處，不必為此感到痛苦，以自己最真實的樣子活下去。

樋口直美

二〇二〇年二月

作者介紹

樋口直美（Higuchi Naomi）

1962年出生。50歲被診斷為路易氏體失智症。41歲被誤診為憂鬱症並接受治療，導致病情惡化，時間長達六年。除了各種大腦功能障礙以外，還有幻覺、嗅覺障礙與自律神經症狀等困擾，卻仍保有思考能力，持續寫作。

2015年出版的《私の脳で起こったこと》（Bookman社）榮獲日本醫學記者協會獎優秀獎。擔任失智症未來共創Hub製作的網站「失智症世界的步行指南」的監修，並參與製作「VR失智症－路易氏體疾病－幻視篇」（Silver wood）。

曾說過：「我做事總是三分鐘熱度，唯獨閱讀與寫作是我從小就喜愛的事。我從未以寫作維生，但我一直在寫作，未來也想繼續寫下去。」

Authorized tyanslation from the Japanese language edition, entitled
《シリーズ ケアをひらく》誤作動する脳
ISBN 978-4-260-04206-2
著者： 樋口直美

故障的大腦

路易氏體失智症患者的世界

出　　版／楓書坊文化出版社
地　　址／新北市板橋區信義路163巷3號10樓
郵政劃撥／19907596 楓書坊文化出版社
網　　址／www.maplebook.com.tw
電　　話／02-2957-6096
傳　　真／02-2957-6435
作　　者／樋口直美
翻　　譯／胡毓華
責任編輯／陳亭安
內文排版／洪浩剛
港澳經銷／泛華發行代理有限公司
定　　價／460元
初版日期／2025年6月

國家圖書館出版品預行編目資料

故障的大腦：路易氏體失智症患者的世界 / 樋口直美作；胡毓華翻譯. -- 初版. -- 新北市：楓書坊文化出版社, 2025.06　面；　公分

ISBN 978-626-7730-02-7（平裝）

1. 失智症 2. 健康照護

415.934　　114005611